构建和谐医患关系
护人员读本

李丽芹　王大成◎著

医在精，精益求精，珍爱生命；
护在爱，爱心相传，善待患者。

医护是爱的化身：
只要献出一点爱，
生命就因你而精彩。

有时是治愈，
常常是帮助，
总是去安慰。

中国言实出版社

图书在版编目(CIP)数据

构建和谐医患关系医护人员读本 /李丽芹，王大成著.
— 北京 ：中国言实出版社，2013.4
ISBN 978-7-5171-0096-6

Ⅰ.①构… Ⅱ.①李…②王… Ⅲ.①医院—人间关系—职业培训—教材 Ⅳ.①R197.322

中国版本图书馆 CIP 数据核字(2013)第 062525 号

责任编辑:李　生　孙法平

出版发行　中国言实出版社

地　址:北京市朝阳区北苑路 180 号加利大厦 5 号楼 105 室
邮　编:100101
电　话:64924716(发行部)　51147960(邮　购)
64924853(总编室)　56423695(编辑部)
网　址:www.zgyscbs.cn
E-mail:zgyscbs@263.net

经　销　新华书店
印　刷　北京市德美印刷厂
版　次　2014 年 2 月第 1 版　2014 年 2 月第 1 次印刷
规　格　710 毫米×1000 毫米　1/16　14.25 印张
字　数　185 千字
定　价　32.00 元　ISBN 978-7-5171-0096-6

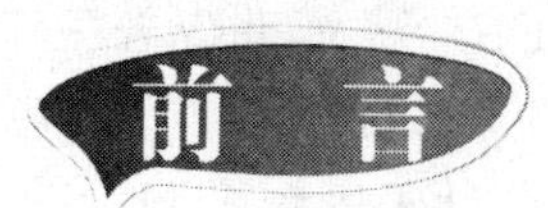

前言

随着时代的发展，广大人民群众对健康和医疗卫生的需求越来越大、要求越来越高，医患关系却越来越紧张，各种各样的医疗纠纷层出不穷，"医闹""医横"甚至"杀医""刺医事件"也屡有发生，医患之间的对立和敌视前所未有，以至于医生这个曾经高尚、尊贵、令人敬畏的职业被许多的就业者避之唯恐不及……

毋庸讳言，当前我国的医患关系正在陷入一种极为危险的纠纷泥潭。如果这种情况不能得到及时有效的扭转，必然极大影响医护人员的从业信心，也对广大患者的就诊权益极为不利，更会影响到我国医疗卫生事业的长远发展，为今后的医疗卫生发展埋下极为不利的隐患。所以，作为医患关系中至关重要的医护一方，有责任也有义务尽最大努力，扭转这种不利于医患和谐、不利于医疗事业发展的现状，改善自己的服务质量，提高自己的医疗水平，切实改变医患关系，促进医患和谐。这不仅是当前医患关系现实的要求，也是医护这个职业本身的要求，更是医疗行业未来发展的要求。

显而易见，医患关系演变成一种对立和紧张的关系，并非一旦一夕就造成的，而是一个长期复杂演变的结果。成因也颇为复杂：有医疗资源不足，群众"看病难"、"看病贵"，使广大患者心怀不满的原因；有医疗质量不高、服务态度不好，群众不满意的原因；也有医疗体制、机制上的问题，还有思想观念、社会原因等。但导致医患关系紧张的最根本的原因还是因为医患之间缺乏信任、医患沟通不够、医护人员在行医过程中缺乏必要的人文关怀的具体原因。

因此，作为医护人员，要构建和谐的医患关系，首先要从自身做起，正视并克服自身的不足，要善于分析自身的问题，从服务环境、服务理念、服务态度、服务效果等各方面查找原因，制定措施，切实维护医患双方的利益。这就要求我们医护人员要始终坚持以病人为中心，一切从患者利益出发，积极转变服务模式，提高服务质量，把病人的满意作为自己的追求，全心全意为患者服务。高尚的医德、精湛的医术、真挚的爱心和灵活圆通的技巧，能够改进患者对医护人员的看法和偏见，增进患者和医护人员的相互了解和相互理解，促进医患之间的有效交流和沟通，化解医患之间的各种矛盾和误解，从而建立真正融洽的医患关系，改善并促进医患之间的和谐。

本书正是站在医护人员的角度，客观理智地分析了当前导致医患关系恶劣的种种原因，提出了医护人员在构建和谐医患关系中应当做到和坚守的方方面面，并从敬医道、树医德；精医术、熟医技；存仁心、施仁爱；尽其职、负其责；正医风、树医信；多沟通、多理解；以真心、换真情等七大方面，深入阐述了作为医护人员应当如何在复杂的医患相处中从自身做起，从岗位做起，改善自己的工作作风，以全新的服务理念、工作态度和实际行动，纾解医患之间的矛盾和纠结，化解医患之间的误解和僵持，促进医患之间和谐相处，用融洽的方法和技巧，重新树立起医护人员“白衣天使”的高尚形象，重建医患之间的和谐关系。

诚然，医患关系紧张是一个极为复杂和难解的社会问题，绝不是一两本书所能全面改观的，需要的是全体医护人员的长期坚持和全社会的共同努力。但我们仍然希望，本书能为广大医护人员在构建和谐医患关系的进程中提供一些有益的借鉴和参考，更期望本书的出版能为改进当前医患关系有所裨益。

由于作者水平所限，书中错漏及谬误之处在所难免，敬望广大医护人员及读者诸君指正。

目录
Contents

第一章　剪不断，理还乱：医患关系紧张是因为不和谐

近几年来，医患关系日益紧张，医疗纠纷急剧攀升，成为了社会关注的敏感话题，一再被人们所讨论关注，新闻媒体上更是屡屡爆出医患关系恶化的丑闻，并且每每都带出一个个讨论高潮。存在了几千年、原本是互需互要、须臾难离的医患关系，为什么越来越紧张了呢？其中最根本的原因就是不和谐！

第二章　敬医道、树医德：高尚的医德是和谐医患关系的基础

医者关乎生死，涉及性命，因而高尚的医德就尤为重要。一名医生只有具备高尚的医德，才能不以术胁人、不挟技邀财，才能临危不惧、一心救人，才能尽职尽责、全心全意，才能临险不惧、万难不辞。也只有具备高尚医德的医生，才能得到患者的敬重，赢得病人的信任，和谐医患关系也才成为可能。所以，医德不仅是医生之魂，也是构建和谐医患关系的基础。

第三章　精医术、熟医技:高超的医术是医患和谐的重要支撑

才不近仙者不可为医。追求精湛的医术是医生的职责,一个医生若无精良医术,即使仁心厚重,也无济于事;不能救人于危病之中,医德也便是一句空话。医学的根本任务在于以术济人,良好的医德必须以精湛的医术为前提。

第四章　存仁心、施仁爱:爱是构建医患和谐的关键音符

"医者父母心",大爱仁心正是医护人员基本的职业要求,也是最高的职业境界。然而,随着社会观念的变化和各种潮流的冲击,医护这个原本闪耀着人性光芒、充满着爱和温暖的职业,而今却变得有些冰冷和漠然。这样的心态,这样的服务,当然不能得到患者的首肯,医患关系也就难以和谐。哲人说过:"爱是胜过世间一切的最好的药。"爱是构建和谐医患关系的关键音符。有爱、有真情,存仁心,施仁爱,用爱交流,微笑服务,细心呵护,医患关系还有什么不和谐的呢?

第五章 尽医职,负医责:高度的责任心是构建和谐的核心

责任是至高无上的职业精神,责任心是做好任何工作的前提和保障。对于医护人员而言,强烈的责任心更是至关重要的职业素质核心。负起责任才能一切为患者着想、一切为患者服务,才能赢得患者的肯定、得到患者的信任,才能构建和谐融洽的医患关系,保证医患关系的正常化;不负责任必然引发事故,导致纠纷,破坏和谐。很多急速恶化的医患关系,大多都是因为某些医护人员缺乏责任心,没有真正为病人着想、对病人负责,才引发了一些恶劣的后果。可见高度的责任心不仅是做好医护工作的根本前提,更是构建和谐医患关系的核心要素。

第六章 正医风，树医信：杜绝不正之风促进医患和谐

曾经被称为白衣天使的医生，如今是老百姓最不愿意见到的；曾经为病人带来希望和快乐，如今却是给病人带来忧愁和绝望；曾经他们得到得是老百姓的歌颂和赞美，如今却得到老百姓的谩骂和仇视。正是因为当今社会，很多的医务人员泯灭了医德，使得医风不正、医信丧失，才导致医患互不信任、关系紧张，纠纷不断。因而纠正医疗不正之风、树立医护人员的诚信品牌是促进医患和谐的重要举措。

第七章 促沟通，增理解：松开医患之间紧绷的弦

医患之间的沟通能够很好地缓解医患关系，据调查，七成的医患纠纷是因为沟通不善导致的。医方通过与患者的沟通，及时了解到与疾病有关的全部信息，正确地诊断和治疗；也能将患者的病情传达给患者，减少不当医疗纠纷的发生。只有经过充分的沟通之后，才能互相理解、互相宽容，从而松开医患之间那根紧绷的弦，促进医患和谐。

第八章　以真心，换真情：理智应对投诉和纠纷

投诉是病人的权利，也是有利于监督和改进医护工作的一种有效方式。所以不必为患者的投诉而大伤脑筋，而是应当理智、认真地对待投诉甚至纠纷。站在公正、公平的角度，理清医患的责任，真诚地为病人解决问题，巧妙地处理危机，以情促情，将心换心，就事论事，以理说理，不急不躁，不推不避，勇敢担责，从而赢得患者的理解，促进医患关系的和谐。

附 录

第一章

剪不断，理还乱：医患关系紧张是因为不和谐

近几年来，医患关系日益紧张，医疗纠纷急剧攀升，成为了社会关注的敏感话题，一再被人们所讨论关注，新闻媒体上更是屡屡爆出医患关系恶化的丑闻，并且每每都带出一个个讨论高潮。存在了几千年、原本是互需互要、须臾难离的医患关系，为什么越来越紧张了呢？其中最根本的原因就是不和谐！

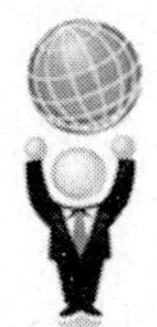

1. 剪不断，医患关系不可能消失

近年来，电视荧屏上出现了许多聚焦医患关系的医疗剧，如去年的《医者仁心》，今年的《感动生命》、《心术》等等，这些电视剧几乎是一经播出，就有着很高的收视率。

为什么这些医疗剧能如此受欢迎？最主要的原因还是它们涉及了国人最为关心的医患关系、医生职业道德等现实生活中的医疗焦点问题。

何谓医患关系？直白地说，就是医生和病人的关系。学术一点来说，医患关系有狭义和广义之分，狭义的医患关系是指医生和患者个体之间的相互关系。也就是说，只要有病痛的地方，就必然会有医患关系——因为有病是必须求医，而只要求医，医患关系也就产生了。

> 据传，唐朝药王孙思邈外出采药，遇一只母虎张口拦路，随从以为虎欲噬人而逃，孙思邈却看出虎有难言之疾。原来这母虎被一长骨卡住了喉咙，是来拦路求医的。孙思邈为其将异物取出，虎欣然离去。数日后孙思邈在返程中途经此地，那虎偕虎崽恭候路旁向他致意。

这当然只是一个传说，但从这个故事中，我们可以得出这样几个结论：第一，医患关系就是医生和病患的关系——不管病患是什么样子、什么名声、什么地位，医者仁心，都会尽心去治。第二，医患关系是一种融洽友好的关系，是相互尊重、相互配合、相互依存的一种关系。

广义的医患关系则指以医务人员为中心的包括所有与医疗服务有关的一方，与以患者为中心的包括所有与患者健康利益有直接关系的一方所构成的群体与群体之间的多方面的关系。西方著名医史学家西格里斯曾经有过精辟地阐述:“每一个医学行动始终涉及两类当事人:医师和病员。或者更广泛地说,医学团体的社会,医学无非是这两群人之间多方面的关系”。其实质也就是医与患的关系。

医患关系是一种特定的又非常特殊的关系,它是因为健康的需求而发生在陌生人之间的一种关系,是患者以性命和健康利益相托的一种关系,因而成为人际间一种庄重而又严肃的人际关系。

医患关系中的“医”主要是指医疗机构及医务工作者。其中,医疗机构不仅包括各级各类医院、乡镇卫生院、疗养院和门诊部,还包括各种诊所、卫生所、医务所等。而医务工作者也是一个广义的概述。它主要是指各级各科医生。因此,社会上由于医生的服务态度、医术水平、负责精神等方面因素引起的医疗纠纷最为常见。其中,最常涉及医疗纠纷的医务工作者是护士,她们负责治疗的具体操作和护理工作,粗心大意、操作失误、擅离职守等也是最让人诟病的医疗纠纷的源头。此外,医疗单位的管理人员有时也会成为医疗纠纷的“肇事者”。常见的因医疗单位上的管理人员造成的医疗纠纷有:管理者未尽职尽责,使医疗环节脱档而给病人造成损害;或者医疗单位的领导瞎指挥,硬性要求主治医生使用或不使用某种药物及诊疗措施,导致不应有的危害后果。

医患关系中的“患”,通常是指接受诊疗的病人。但是现实生活中,“患”又不单单只指接受诊断、治疗的患者,通常还指患者的家属、其利害关系人。当然,如果在医疗纠纷中,接受诊疗的患者没有在诊疗及护理过程死亡或严重生活不能自理,那么这个“患”就单指病人本人,而按照法律规定,病人如果在医疗过程中出现严重生活无法自理问题,那么他就可以委托家人、亲朋好友、律师等人充当代理人,以病人的名义,具体实施解决医疗纠纷的工作。如果在诊疗护理过程中病人死亡,那么他的配偶、子女、父母等利害关系人就可以取代患者而成为医疗纠纷的主体。

医患关系是最普通、最常见,也是最无法脱离的一种社会关系。有人就会有病,有病就会有医,有医就会有医患关系。可以毫不夸张地说,医患关系从人类诞生开始,就已经存在了。医患关系不仅历史悠久,源远流长,而且覆盖广泛、遍及每一个角落。从古至今,从东到西,不论哪个民族哪个国家,不论是国内还是国外,医患关系无处不在,无远弗届。它与人类注定如影随形，永生相伴。

有人曾这样形容医患关系中的医护人员，“人这一生，生老病死，从摇篮到坟墓，没有一样是离开医护人员的，他们始终如影随形地在我们周围”。

事实上的确如此，特别是在现代，每一个公民都更加注重医护和健康的今天，医与患，贯穿着每一个人的生老病死。从在医院呱呱坠地到在医院合眼离去，我们所见的第一个人和最后一个人都是医护人员。此外，在生活中的各个阶段，我们又会因为各种原因与医院、医护人员、各种公共卫生机构产生各种频繁的交集。医护人员和患者，唇齿相依，鱼水难分，既源流深远又难舍难分。

所以，医患关系可以说是人世间最亲密、最普遍、最广泛和最重要的社会关系之一。它与我们每一个人都息息相关，它永不会消失，更不会改变，它永恒存在，每一个人都脱离不了它。只要有生老病死，就永远有医患关系。

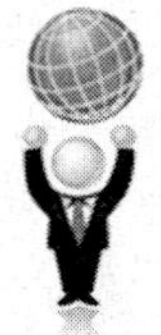

2. 理还乱，医患关系越来越复杂和紧张

近几年来，医患关系一直是备受全社会关注的一个敏感话题，一再被人们所讨论关注，新闻媒体上更是屡屡爆出医患关系的话题，并且每每都带出一个个热门讨论。而且是医有医的理，患有患的理，各说各的理，好像都被坑害了、被冤枉了、被侵犯了一般。本来应当是和谐融洽、相亲相爱的医患关系，变得复杂、紧张，甚至敌对起来。政府、医院、民众，都急切地要求能改善这种情况，能理顺医患关系，使医患关系和谐起来，融洽起来，美好起来。但现实的情况却似乎是越理越乱，医患之间越来越紧张。

各种各样的医疗纠纷急剧攀升，医患冲突此起彼伏，已经成为非常严重的社会问题：

2009 年 6 月下旬，福建南平第一医院，一名患者在手术后因突发并发症抢救无效死亡，患者家属拒绝依法解决，而是纠集数百人在医院里设灵堂、摆花圈、堵大门，并打伤多名医务人员。为了尽快平息事态，在政府官员的主导下，院方与患者家属签订协议，以医院赔偿 21 万来解决问题。医院的 80 多名医务人员在听到此结论后心中不平，其后聚集到市政府门口，集体上访，要求严惩凶手，打击医闹。

2004 年 3 月 1 日，四川华西医院的 6 名骨干医生，各自都配上了一名私人保镖。私人保镖除了负责六位医生在工作时间的人身安全之外，还需确保医生在上下班途中的安全。这件事在当时引发了许多争议，许多人认为医生配私人保镖是小题大做，只会让医生和患者之间的关系雪上加霜。不过也有一些人认为，医院给医生配保镖必定有其难言的苦衷，否则医院也不会出此下策。

据华西医院的一份内部报告：2002—2004 年年底，各类暴力事件已发生了二十多起，其中直接伤害了医务人员安全的有七起。仅 2004 年春节期间，就有六起对医院、医生安全进行威胁的事件发生。

千万别以为医生配保镖是“小题大做”“故弄玄虚”甚至“滑天下之大稽”，一起起血淋淋的针对医生的凶杀事件让我们明白，医生配一个保镖还真是太有必要了：

2011 年 9 月 15 日 16 时，北京同仁医院耳鼻咽喉科主任、43 岁的女医生徐文就遭遇到了飞来横祸。一名近乎疯狂的患者挥舞菜刀对她连续追砍十多刀，徐文的左肱二头肌一直被砍到底，神经和肌腱均受损，右前臂骨折，左下肢及前额正中都被砍伤。徐文随即被送入手术室抢救，历经 9 个多小时手术，直至 9 月 16 日凌晨 2 时才脱离生命危险，被送进重症监护病房。

而徐文是一位医德高尚、医术精湛的主任医师、博士生导师，擅长各类咽喉部疾病、嗓音疾病诊断及治疗，2009 年曾当选为北京市卫生系统首批高层次卫生技术人才。

这样的名医竟然都会受到如此凶残的攻击，带着保镖上班也就没有什么可奇怪的了。

让人难过的是，在此事件之前，已经连续发生多起医务人员被殴打、被砍伤甚至砍死的事件：

9月8日12时左右，北京大学人民医院穆新林副教授遭到患者家属殴打，左胫骨平台后交叉韧带附着点处撕脱性骨折，颈椎半脱位，脊髓水肿。8月16日下午，东莞长安医院发生一起故意伤害医生案，造成医生一死一伤……

更令人发指的是今年3月23日下午，发生在哈尔滨医科大学一院的患者李某报复杀死一名28岁的实习医生，刺伤三名当班医生的惨案。

2012年3月23日下午16时许，曾在该院风湿免疫科住院治疗过的患者李某，在该院对面购买了一把水果刀。16时30分左右，李某闯入哈尔滨医科大学一院风湿免疫科医生办公室，抡起手中的刀，疯狂砍向正在埋头工作的医务人员和实习学生，大家躲避不及，一名实习医生颈部鲜血喷涌。

医院迅速成立抢救小组，组织专家进行抢救。但实习医生因伤势严重不幸死亡，另三名医务人员重伤仍在抢救之中。死者名叫王浩，男，今年28岁，哈尔滨医科大学09级硕士研究生，出事前刚刚收到香港中文大学博士录取通知书。

此案一出，举国震惊，更令人不可思议的是，原本无辜受害的年轻的医学博士的意外死亡，竟然根本不曾激起公众起码的同情心和对罪犯令人发指行为的谴责，反倒有相当一部分人的第一感觉是“高兴”！这不得不让人反思，本应当是和美融洽、恩义有加的医患关系，为何变成了如此敌对，甚至欲置对方于死地的地步?!

不可否认，社会经济的急剧变革和由此引发的观念的变革，对于医患紧张关系的形成有着相当大的助推作用。

20世纪80年代中期以后，中国医患关系开始经历急剧的变化。医疗卫生服务机构的市场经济改革将其推向追求经济利益之路，医务人员因其对医疗服务机构的依附关系而被迫或自愿与医疗机构的利益宗旨保持一致。这种医患之间的利益冲突，诱发患者对医疗行为的不信任，而这种不信任不仅使整个医疗行业成为公众诟病的对象，也直接成为导致医患关系紧张的源头，甚至成为引发医患纠纷和冲突的导火索。

> 据中国消协的资料显示，1996 年医疗投诉月均发生数为 216 件，1997 年为 1017 件，1998 年为 1175 件，1999 年为 2125 件。在三年时间内，其增长幅度接近一倍，各类媒体关于医疗纠纷事件的报道屡见不鲜。从 1998—2001 年，仅北京市 71 家二级以上医院就有 1567 起患者影响医院诊疗秩序的事件，502 起医务人员被打事件，其中被打伤残者 90 人。
>
> 2005 年 6—7 月，中华医院管理学会对全国 270 家各级医院进行调查，全国三甲医院每年发生的医疗纠纷中要求赔偿的有 100 例左右，二级医院每年发生的医疗纠纷要求赔偿的有 20 例左右。2008 年，有媒体调查发现，60% 的受访医生表示，每年都会经历或者见到同事被患者殴打的情况，58% 的受访医生觉得“不快乐的时候居多”。

随着全民健康观念的更新和人们对医疗保健的进一步重视，医患关系更加紧密的同时，却也更加紧张，医患矛盾甚至有激化趋势，突出表现在由医患矛盾引发的恶性事件多发上。仅 2012 年初就发生好几起恶性的患者打杀医生的新闻：

> “2012 年 3 月 22 日，西安警方通报，521 医院发生持刀砍人案，59 岁的住院病人王昌玉因情绪失控，将其妻子及 120 工作人员等 9 人砍伤。”
>
> “2012 年 4 月 13 日，北京大学人民医院耳鼻喉科主任医师邢志敏在门诊接诊时，被一名身份不明戴口罩男子持匕首扎伤。受伤的女医生正在北京大学人民医院抢救，最终脱离生命危险。”
>
> “2012 年 5 月 6 日晚上，新疆乌鲁木齐一家三级甲等医院急诊科里，一位患有高血压、心脏病，还有多种并发症的老太太，在抢救了一个小时后去世。此前，该老太太曾在此住院一个星期，6 日早上刚出院。不料当晚病情复发，再次来医院检查。在得知患者身故后，患者的女儿怒急追打急诊科女医生，导致女医

生面部软组织受损，双耳鼓膜受伤。”

一起起医生被患者殴打甚至残杀的恶性事件频频发生，以至于不少人有点麻木了，甚至还幸灾乐祸。

在哈尔滨医科大学实习医生被杀事件曝光后，某网站曾发起了得知此事件后您心情如何的投票调查。投票结果显示：6161投票人次中竟然有4018人次选择了“高兴”，占到了总投票数的65%。

另外，某网站发布的相关新闻有36000多人发表评论，其中一个评论竟然是，“应该举国欢庆啊！鞭炮响起来！小酒喝起来！音乐开起来！”而“顶”这个帖子的数量竟然达到了5172次。

医患矛盾竟然到了如此敌对和仇恨的地步，这不得不令人忧虑，令人担心，令人扼腕叹息，更令人无所适从。而背后可能导致的严重的社会后果，更应当引起全社会的注意。这种紧张的医患关系若长此以往，任其发展，那么不仅有损医护人员在患者心目中的形象，有损医疗秩序和质量，可能还会出现“医者不敢行医、患者不敢就医”的现象，最终损害患者的切身利益，并必然影响医学进步与社会和谐，甚至会影响到社会的稳定，有悖于我国构建和谐社会的发展目标。这样的恶果如今已经开始显现：

在中国医师协会对114家医院的调研报告显示：3年平均每家医院发生医疗纠纷66起；打砸医院事件5.42件；打伤医务人员5人；74.29%的医生认为自己的合法权益不能得到保护；全国有73.33%的医院出现过患者及其家属用暴力殴打、威胁、辱骂医务人员的情况；59.63%的医院发生过因患者对治疗结果不满意，纠集多人在医院内围攻、威胁院长人身安全事件；35.56%的医院发生过因患者对治疗结果不满意，纠集多人到医务人员或院长家中威胁其人身安全事件；76.67%的医院发生过患者及其家属在诊疗结束后拒绝出院，且拒绝缴纳住院费用；61.48%的医院发生过患者去世后，其家属在医院内摆设花圈、烧纸、设置灵堂等。更为严重的是在福建、湖南、江西等地发生了“医闹”的恶性事件。

本应是相扶相持、同在一个战壕，一起对抗病魔的战友为何刀剑相对、同室操戈？本应该是“医者父母心”，中国传统中最受人尊敬、并与人伦至尊父母相提并论的职业，又为何屡屡因冲突事件受伤？近些年，政府及相关部门为解决医疗问题、缓解医患矛盾，也推行了不少举措，如加强医疗改革、打击号贩、平抑药价、规范医院服务、医疗服务统一定价、明码标价等各种措施，但对于医患关系的缓解却并未收到明显的效果，反而是陷入越理越乱，越治越紧张，越采取措施医患冲突越来越多的尴尬境地。紧张的医患关系已经成为笼罩在每一对医患之间挥之不去的阴影。

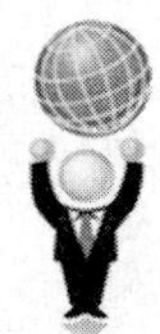

3. 医说医有理，医护人员的无尽委屈

医患矛盾日益加重，已然成为了一个突出的社会问题，其矛头更是直指医护人员。同时，一些医生医德滑坡，利用医药购销、医疗服务、药品处方、检查开单等活动，吃回扣，拿提成，牟取不正当利益的新闻曝光更是在本来就已紧绷的医患关系上雪上加霜，助长了公众对于医护人员的不信任，加重了医患矛盾和冲突的可能。而且大多数情况下，哪怕是医方无责无过错，公众的同情往往倾向患者一方，而责难却永远指向医者。这使很多医护人员心中委屈不尽，热情尽失。不断出现的恶性伤医事件，每天都会遇到的患者指责和不理解，都让医护人员感到心寒、心伤、委屈和不满。

重庆市卫生局纪检组与山西省、贵州省卫生厅纪检组，以及北京大学医学部纪委联合调研组完成的一项调研发现，83.88%的参与调查医生对自己的工作不满意，认为付出和回报不成正比，78.52%的医务人员压力达到中等程度及以上。

广东省社科院省情调研中心公布最新调查数据显示：超过八成的医护承受严重精神压力，他们时常处于紧张状态，七成人一周也不能休息一天。两成以上的医护人员称每周加班超过

20个小时，近七成的医护人员更是表示每周不能保证一天的完整休息时间。很少休年假、单位很少组织外出旅游也让医生护士的压力得不到释放。

收入少，经济压力大；没时间陪家人，没时间管孩子，甚至没时间谈恋爱，也使医护人员的心理压力大大增加。但相比其他压力，紧张的医患关系则最让医护人员头痛。一路走高的医疗纠纷，不断出现的恶性伤医事件，每天都会遇到的患者指责和不理解，都让医护人员感到心寒。有医生坦言："医患纠纷的剧烈对抗程度，已经可以用盛况空前来形容。对各家医院来说，摆花圈、设灵堂、停尸闹事、聚众围堵大门，已经是患者家属滋事的'常规举动'。"还有的医院领导说："在医疗纠纷调解中，为躲避家属追打，他不得不两次当着警察的面跳窗逃跑。"

"患者将医生'神化'，期待药到病除。这是很多患者进医院的心态。只要一出现问题，就认为是医生的错。其实，医生也是人，医学是非常复杂和有限的，神医华佗也不能治好天下所有的病人。"一位医生这样感叹。

是啊，医生尽职了，尽责了，努力了，辛苦了，他就是一个称职的医生，理应得到首肯，受到尊重。但现在的医生，别说是表扬或是赞赏，连起码的尊重、理解甚至同情都没有得到，患者一味地把医护人员当成"假想敌"，早早就开始防备，提前做好打持久战的准备，只要有一点做得不好，就借题发挥，甚至大打出手，哪一个医生能受得了如此待遇？

医患关系如此紧张，医生们真是一肚子的委屈，只想一吐为快，能为患者所理解。一位年轻的女医生这样诉说：

我是一个工作3年的女医生，三甲综合医院，但是我现在最大的感受就是委屈，说来二十多岁花样的女孩，却要担负这么多病人的生死，不得有任何闪失。现在患者和家属普遍用一种防狼一样的心态，质疑每一项检查和用药，像使唤服务生一样。病人和家属不管对不对，只要不满意就去投诉，而不管新闻，舆论，还是法院，就是医院都是判医生错，多么不公平的条款。各位告诉我，有哪个机构是帮医生说话的，国家不是，医疗机构不是，老百姓也不是。难道中国广大的医生真的到了老鼠过街人人喊打的地步吗？

在温州这个富有的市区，在这个市区最好的医院，我的工资是1408元，奖金约1600上下，这样的收入抵不上遍地的小老板平常一顿海鲜大餐的价格和很多从事其他行业的朋友比起来，我真的很伤心。

下面这篇80后医生的《自白书》，更具代表性，说尽了医生心中的不满和委屈：

我，80后医护人员，一个看似风光、实际上辛苦的职业。

我们经历了高中般自律的大学生活，当其他专业的大学生们在上网、逛街、化妆、看电影、谈恋爱的时候，我们整日泡在自习室里，用5年（本科）或8年（硕士）的青春和一摞摞成百上千页的书做伴。终于毕业了，有了一份工作，一份既让你们羡慕，又被你们"唾弃"的工作。这是一份女人当男人使，男人当牲口使，还吃力不讨好的工作。

就在昨天晚上，我在值夜班的时候，看见全院医生抢救一个颈椎骨折送来时已无心跳呼吸的车祸病人。历时9个小时，患者死亡，家属却表示要让主持抢救的医生偿命，扯烂了他已经浸满鲜血和汗水的白大褂，作为他辛苦奋战9个小时的回报。

如果你的朋友长时间没有和你联系，一种情况是他死了，另外一种情况就是他是医生；如果你的女性朋友在26岁还没有结婚，一种情况是她喜欢女人，另外一种情况就是她是医生。

在医院中，最常见的情况是：给病人看病，病情康复得快是理所当然的，病情恢复得慢则是医术平庸，是刻意留病人在医院里，好多赚点钱。治好了病是应该的，毫不领情，一旦治不好病，医生则立刻就成了杀人凶手，轻则被告上法庭，重则遭打杀报复；彻夜不停地在病房内巡查，则认为是应该的，累极了在桌上打盹，则将照片上传网上，控诉整个医疗作风是如何败坏；做全面的检查，说这是过度检查，牟取暴利，向媒体极力控诉的恶行；当给你省钱，尽量少做检查，而一旦某个病没检查出来时，又一纸诉状状告医护人员的玩忽职守，不负责任。

患者，请问，你到底想让我怎样呢？

其实，生老病死本是自然过程，况且有些病的确是目前医学上解决不了的难题，我们医护人员并不是神仙，并不能无所不能、包治百病、药到病除、起死回生。我们也会累，很多时候，我们常常是做手术忙一整个白天，然后接着上夜班，写病历抢救病号折腾一夜，凌晨打个盹第二天又照样上班……

因此，患者，也请你们多谅解我们医护人员。

当你半夜拉铃叫护士，面对护士来迟了的时候，请你不要骂骂咧咧。护士不是你花钱买下专门给你服务的，一个病区几十个病人，她每个人花五分钟，一圈下来也要挺长时间。更何况，她不是百米冠军，一整个晚上都在病房里来回奔波的她不可能在你铃一响就马上到你跟前。我曾看到过挺着大肚子的护士被病人来回使唤着，换做是你怀孕的妻子，你愿意她这样辛苦吗？但是护士没有办法，这是她的工作，她的责任。可是，你们有感谢过她的劳动吗？我们能体谅你作为患者的心情，也请你体谅下医护人员的辛苦好吗？

也许，你们会认为做医生非常好，很赚钱。其实医生拿的工资远远低于很多岗位，可是他们要上夜班，要面对病人的辱骂甚至殴打，他们没有国庆，没有五一，没有周末，没有寒暑假，除夕可能还在病房里啃干面包，好容易休息一天也要去病房看看，处理好了病号再走。

如果有下辈子，我们坚决不做医生。我们做着神圣的职业，却被你们一遍遍唾弃成魔鬼。我们做得好，你们视而不见忽略不计，我们有过失，你们就用放大镜看我们，肆意夸张大肆渲染。我们也有家庭，也要照顾老小，生活中却干着辛苦的工作，拿着微薄的收入，提心吊胆地过日子，生怕一不小心就被辱骂、投诉、殴打、砍杀，真是“赚着卖白菜的钱，顶着卖白粉的罪”。

这篇《自白书》在“天涯”上广泛流传，并引起很多医护人员的共鸣，甚至有医护人员直言：“这就是我的真实写照。每天工作就很辛苦，可是生命安全却得不到保障！不仅要与病魔作斗争，还要防医闹，真是身心疲惫。”有的医生委屈之至，只好选择辞职甚至自杀，以求得解脱。

在重庆，一名八旬老人因右股骨骨折入院，经过治疗后骨折愈合，但右脚背部出现皮肤破损溃烂。子女们认为，母亲的伤是医生用夹板固定股骨时将其夹烂所致，属于医疗事故，索赔20万元。而院方则认为，患者的脚是她所请的陪护做热敷时烫伤的，再加上她本身患有糖尿病，引发了糖尿病足。因此，医院主张申请医疗事故技术鉴定，但患方并不接受，而是把医生揪到门诊大厅示众，并强迫他在公众面前向老人赔罪。这位出身中医世家、谨守中医医德的骨科医生伤心不已，当即脱下了白大褂，选择了辞职。

一名恪守医德、谨遵医训、兢兢业业、治病救人的医生，居然在付出了巨大的辛劳之后得到如此待遇，任谁也接受不了。难怪他会对自己的职业绝望，再也不想当医生了。

更令人痛心的是那些受尽了委屈却无处可诉、无以排解，而且也不愿离开这个行业、热爱这个职业的医生，他们的行动更决绝：

2012年5月初，南阳医专附属第二医院儿科，一名患儿的家属追打和辱骂28岁的女医生张娟，并提出索赔15万元。原因是患者家属曾在患儿生病的那天晚上就其身体状况打电话咨询自己孩子曾经的主治医生——张娟，而张娟没有让患儿及时到医院治疗，贻误了治疗，以致患儿死亡。

5月8日下午，不堪忍受辱骂和高额赔偿的张娟在家中服下了700粒毒性很大的强心药“地高辛”欲自杀。张娟服毒之后虽然及时被家人发现并迅速送到医院抢救，但因其服用太多，毒性已经融入血液，至今仍处于深度昏迷状态。

服毒前，张娟留下了一封标题为《一个医生的血泪书》的遗书为自己辩白。遗书上写道：“我心里实属冤屈，第一，当时患儿只是高热，如果物理降温，加上口服退烧药，半小时后体温逐渐下降，自可无大碍。第二，本人作为一名医生，在下班之后，给予患儿家属做咨询指导，他反倒把责任推到我身上。第三，患儿家属在患儿持续高热情况下，并未再通知我。考虑到本人一生还要继续从医，因为我热爱这份职业，可想到在我职业生涯中到底要面对多少这样的医闹，实在是心灰意懒，无法从事医疗行业。当一个人的一片真心，却得到病人家属的如此打击与对待，我真是伤心透了。难道只有我死了，才能证明我的冤屈？”

看过这些，我们只能感叹：当个医生真不容易！近年来，很多患者在发生医疗纠纷后，不是诉诸法律，而是雇用无业人员，采取堵门、哭闹、烧纸、停尸甚至施暴等手段，要挟医院给予高额赔偿。虽然医院苦口婆心，劝说患者依法解决纠纷，甚至愿意支付全部诉讼费用，但患者往往更喜欢“闹”，因为这样才能获得更大的收益。这些行为是对医护人员的人格的肆意侮辱和对医护人员尊严的践踏，医生也是人，不是神，这样的生存环境，哪一个医生心中会没有委屈？

实际上，医护人员的生存环境远不如人们想象中的风光和光鲜亮丽。中国医生是世界上最艰苦的群体；某些大夫一年的门诊量，相当于国外同类大夫一辈子的数量，但待遇却不如搓澡擦背的，“表面风光，内心彷徨；容颜未老，心已沧桑”，是医护人员的真实写照。有些医生甚至给自己的工作生活编了“满腔热血技术学会，当了医生吃苦受累；急难险重必须到位，上班下班终日疲惫；从早到晚比牛还累，一日三餐时间不对；晋升职称回回被退，百姓还说我们受贿。青春年华如此狼狈！”诸如此类的段子来苦中作乐。

医患关系越复杂越对立，医生的心中的苦也就越多，也有说不尽的委屈。医院不同于其他单位，它具有一定的特殊性，必须全天候有人上班，保证随时来的患者有人看病。而且由于倒班，医护人员的生物钟是混乱的，经常过着与家人相反的生活，基本不能正常照顾家人，有的医院由于人员不够，还不能休年假。如果不是心怀济世救人的信念，如果仅仅为了赚钱，那么这些高智商的人，完全可以去经商、去卖药，那会比从医实惠得多、轻松得多。

医生面对患者，必须全力看病，一旦出差错或误诊，家属就会闹上门来。服务患者，要像对待上帝一样，稍有差池会被投诉，然后被扣工资、奖金，被调整岗位。最纠结的是，有的患者或家属非常粗鲁，对医生护士拳脚相向，医院怕出事，只能委曲求全。

患者对医生的处方、检查项目及实施的治疗措施持怀疑态度，尤其是治疗费用过高时，便会怀疑那些药品和检查项目的必要性，患者不能理性看待医疗问题，认为医生故意多开药、开贵药。另外，病人及其家属对医疗诊疗的效果期望值过高，没有意识到医疗服务业存在高风险，认为治不好就是医院的错，就是医生和护士的错。一位刚工作不久的医生委屈地说："我始终不明白一件事：凭什么给你治好了病，就是天使，治不好，就是魔鬼？"古话说得好，尽人事，听天命。医生尽职尽责，再怎么努力也只能尽人事，有些事却不得不听从于天命。很多时候，人力是无力回天的。治好治不好，不仅仅与医生的技术、道德、良知和责任相关，还与很多外因直接相关。那么，患者为什么不能多给医生们一些尊重、一些理解、一些宽容、一些理智，为什么不能客观、公正、严肃、理智地对待所发生的医患矛盾呢？

医患关系紧张不只是医护人员的原因，只有医患之间相互理解相互尊重，社会各界担负起应有的责任，共同努力，医患关系紧张问题才能得以缓和解决。

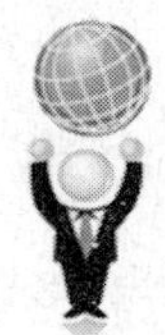

4. 患说患有屈，患者总以为自己才是弱势群体

医生有医生的难处，为自己辩白几句，也不是没有道理。但患者却并不都能理解，有的根本不买账——因为患者觉得自己更委屈；觉得自己才是真正的弱势群体，一旦生病进了医院，就再也没有了自己的权利，没有知情权，没有话语权，没有决定权，就如同待宰的羔羊，只能任由医生的"宰割"。这种委屈，正是患者们最受不了、也是最容易引发医患矛盾的源头之一。

患者们对此深有感触。

顾先生第一次去一家大医院看病，医生二话不说，先让他去做核磁，做一次2300多元。顾先生没做。他找了个关系去另一家大医院，连挂号带吃药，只花60元钱就把病治好了。顾先生对记者说:"要是没熟人,得花多少冤枉钱哪!"

患者洪兵的妻子在一家三甲医院住院,要做开胸手术。洪兵找到主刀医生送上红包,没想到医生坚决不收,倒把洪兵搞得六神无主。他说:"根据我的经验,这可是个惯例。他不收,我还真不踏实。"

患者王小姐请了假来医院看病,挂号候诊等了近两个小时,可大夫两分钟不到就把方子开完了。王小姐说:"我觉得大夫看都没看我一眼,叫我怎么相信他?"

……

似乎每一个患者都是弱势群体,都有一肚子委屈。这个其实也没有什么可奇怪的。患者是因病而就医的,无论是身体上还是心理上,他们都是天然的弱者。对于那些居住在偏远山区,收入微薄的患者,这种弱势现象就更加明显。患者本身身体上的病痛、经济上的负担、心理上的压力,导致情绪失控和抱怨增加,也就无可厚非;再加上医院某些程序上的不合理、规矩上的死板、医护人员的冷漠态度和劣质服务,更会引爆患者的对立情绪,造成医患关系的紧张。

网上就有一篇《七问》的文章,诉说着自己的不满,这些不满其实带有相当的普遍性,很多患者为什么不满,其实也就在这几方面:

本人的身体一向很好,平生几乎难得与医生打交道,所以,在结婚前未知医生的好与坏。自打结婚怀孕后,才逐步了解白衣天使的医务人员,同时,怀有两胎的我经历过内地医疗及香港医疗之间不同的对待,对内地医疗机构的抱怨在所难免,我的委屈就从怀孕那阵说起吧。

(1)孕妇需要吃大量的补血药吗?

在深圳:有了老大后,第一次建档,查出我轻微的贫血,医生竟然开了将近600元的补血药物,吩咐我每天三次。刚怀孕那阵,孕吐反应厉害,每回吃药都极其难受,孕期下来,医生开的补药从未间断。在香港:怀老二,除了必要的血液检查外,医生只给我了一点钙片,吩咐我多做饮食调理,并未像深圳医生一开就是一大袋子的药物。

(2)孩子需要补钙吗?

在深圳：翻开老大的健康档案，最后备注都强调孩子必须补钙，刚荣升父母的我自然对医生的话言听计从，AD滴剂、各种各样的钙片及钙水、补锌水在医生的嘱咐下从未间断。在香港：医生从未给老二提过要补钙，按照健康院的规定例行给孩子免费做检查，护士询问饮食情况，并给予饮食辅导，提出喂养孩子要膳食均衡就可以养育出健康BB。从未补过钙的老二查微量元素时，各项指标皆在正常范围内。

(3)患有轻微黄疸的婴儿需要吃药吗?

在香港：生老二七天后健康院检查有轻微黄疸，并告诉我坚持母乳喂养、孩子大小便正常、体重正常增加，孩子就不需要照光，黄疸自会消失，但也嘱咐我返回内地视黄疸情况要注意看医生，香港医生并没有开过任何药物给孩子服用。回到深圳后五天按港医嘱咐去医院检查，还有黄疸，医生就要求我们立即停止母乳喂养，改用奶粉，并开了四磨汤口服液，按照此医生的要求去做，过了一个晚上，第二天，孩子的大便就不正常了，自此，医生不断地给孩子换通便药，孩子的黄疸折腾得越发厉害。心急如焚的我唯有带孩子去香港检查，在香港医生的建议下，恢复母乳，弃用药物，一个星期后，黄疸消失了。可恨深圳医生平白无故开了那么多的药让一个未满月的婴儿吃!

(4)医保与非医保的药物为何截然不同?

家有两宝，生病皆同时。在看病过程中，医生检查出同样的病情，但在开药方时有医保与没医保的区别可大了。我有时不明白问医生，兄弟俩为什么不开同样的药呢?可医生从来不给我答案。在费用单出来才明白有医保的老大，享受的是便宜的医保药物，没有医保的老二医生开的药方却贵得惊人，两者之间的药费相差有两三倍之多。

(5)患者有没有权力拒绝过度的医疗检查?

孩子一次普通感冒，医生竟然开出检查血常规、CR反应蛋白检查，我拒绝其中CR反应蛋白检查竟然遭医生愤然离座，不给小儿看病，声称“不检查不看病，要看病找别人去”。

更可笑的是，在某妇幼保健院老大肚子痛，医生竟然开帮他做雾化治疗（雾化：指咳嗽有痰才做）；前不久，老公（完全不懂医术）带肚子痛的老二去医院，某医生竟然开的是治感冒的药，小儿氨氛黄那敏颗粒、鱼腥草口服液，完全是牛头不对马嘴，没办法，只得重新带孩子去医院，另行要医生开药，才让老二病情得以好转。每每看到医生开药，我都不忘让医生把药名告诉我，并详问药的主治效果，谨防医生开错药。

(6)医生可以要求患者去药店买药吗？

近段时间，天气忽冷忽热，两宝感冒了，查出来的结果是双双肺炎支原体感染，明明五块钱的国产阿奇霉素可以治好，但医生就不给孩子开，非得要我去药店买美国进口的药“希舒美”，乖乖，到药店一打听，药价直逼50元。问过药房工作人员，得知国产与进口的药效功能一样，没有差别，我最终没敢买高价药，怕副作用大。而后，我跑到社康中心找另外的医生开了国产药，五元钱就看好孩子的病。始终想不明白的是，医生要求我去药店买进口药时，并未给我开单，只是在一张他的名片写上“希舒美”去买就行了，这难道也可以有提成吗？

(7)过度治疗让孩子月月病。

老大在四岁前，几乎是月月病。每次小感冒到了医院后都会被夸大成大病，医生动不动就要给他输液，且每次输液药水中都含有抗生素类药物，每次感冒要花费近千元，这有病历本为证。孩子越治、身体抵抗力越差，但有了老二后，在香港医生的指导下，少进医院、少打针吃药，两个孩子生病的机会少了许多，抵抗力也强了。我不明白的是，医生为何要对孩子过度治疗，人为的令孩子身体不能健康痊愈，医生对孩子来说，是天使还是魔鬼？

越治越病、过度医治、开错药、拿提成、收回扣、不同的病人不同的对待等，正是患者对医护失望的最大原因，也是患者总以为自己是弱势、总认为自己被医院坑了、总是对医生不满的症结所在。

同时，由于体制上、制度和一些法律法规上的制约，一旦发生医疗事故后，对于能否公正处理的担心和不确定，也是众多患者把自己算作弱势群体的重要原因。

当发生某些医护人员的不负责任、延误诊治，由于漏诊误诊、由于过度医疗、由于医疗设备落后、由于非法行医、医疗诈骗、造成许多患者不该死亡的死亡，不该伤残的伤残这样的事件后，患者一方确实是弱势的。因为要通过正常的途径，患者是很难得到公正的赔偿的。病历造假、鉴定失真、关系大过法律等残酷的现实，只会使患者家属陷入无处维权的泥沼。以至于很多因医疗事故而维权的患者在十年甚至几十年后还没有能为自己、为亲人讨到一个说法。维权的成本也很高，在身体遭遇不测之后，他们或家属得收拾心情，花出时间，投入金钱，去要一个也许无法得到的说法，几万、几十万，甚至倾家荡产，也还是没能得到公正的判决……这样的现状，还有哪一个患者相信自己不是弱势群体？

所以，在对待医疗纠纷的时候，患者一方的态度一般都是：病历资料拿不全，医疗鉴定不可信，打官司变数太多，不如闹一闹。闹了就能快速解决，而且满意解决。而医院一方，也因为维稳，“花钱免灾”，干脆多赔钱了事。但是，这样的现状只会促使医患关系越来越不健康，越来越复杂，越来越糟糕。

况且，患者的恶性态度只会让医患问题越闹越大，因为有时，暴力医患的问题背后是医护人员被误解、无从辩解的良苦用心，是被无端质疑、难于表白的医德医术。他们唯有伤心，并在伤心过后，他们往往会以过度防卫来求得安宁。这对于患者来说，绝非一件幸事。

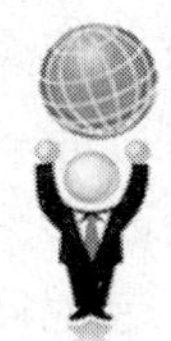

5. 医患关系紧张的原因探析

为什么医患关系越来越紧张？

正所谓冰冻三尺非一日之寒，通过对一些医院医护人员、患者，从医疗质量、服务态度、医疗环境、医疗政策、医疗保险、医患关系认识程度、自我维权意识等多层面实证调查研究医患关系现状，我们可以得知医患关系紧张的原因是多方面的。

首先，医患关系紧张的原因之一是我国医疗卫生体制问题。

2005年，卫生部领导在全国卫生工作会议上表示，造成目前医疗卫生现状的五大原因如下：医疗资源总体不足，仅占全球人口22%的中国医疗资源仅为全球的2%；医疗资源分布不均，80%的医疗资源集中在城市，20%的医疗资源在农村；医疗保障覆盖面小：44.8%的城镇人口和79.1%的农村人口没有医疗保障；医疗费用上涨快：近八年来，门诊和住院费用平均增长13%和11%，高于人均收入的增长幅度。

政府对医疗的投入不足：2002年医疗费用约60%靠居民自费，25%是集体负担，政府投入占15%。2000年世界卫生组织对全球191个成员国进行的卫生体系绩效评估，中国排144位；在"财务负担公平性"方面，中国排名188位，被列为卫生系统"财务负担"最不公平的国家之一。1998年各国自费卫生支出占总卫生支出的比例，中国为61.2%，泰国为38.6%，波兰为34.6%。由于医疗保障制度相对落后，民众自费医疗比例增加，同时医疗费用上涨较快以及贫富悬殊的加剧，使很多老百姓看不起病、吃不起药，将矛盾直接转化为医患冲突，医院成为冲突的发生地。

改革开放以来，我国把发展的重点放在经济上，而忽视了社会其他方面的发展，以至于尽管我国的GDP、高速公路、私人汽车、CBD等方面高速发展，取得了举世瞩目的成就，但我国的医疗、教育、环保等社会方面相对滞后，尤其是人们的物质生活随着中国经济的快速发展得到一定程度的满足，健康意识及维权意识开始在患者心中生根发芽、继而增强，对医疗环境及质量要求更高。可是目前，我国的医疗体制正处于改革阶段的社会转型期，其医疗环境和医疗保障都还不健全，根本无法满足人们的需要。

其次，医药行业高风险，低收入的待遇，使部分医务工作者工作重心发生偏移，淡化了对病人的服务质量。医药不分家，医疗技术的价值没有合理体现，医院经营要搞成本核算，自我创收。在这种体制下，导致医生收受商业贿赂，给病人开好药、开贵药以及过度检查、过度治疗的存在。

最后，医患关系逐渐物化。广大患者看病自费比例较高，遇大病、复杂疾病时往往难以承受巨大的医疗开支，有的甚至卖房交医疗费。于是，他们的思想中就生长着既然花了钱，肯定是要把病看好，“去医院等价交换”买健康买服务的想法。可是当代临床医学仍有很大局限性，医生不是神仙，不能包治百病。于是，在对医疗技术期望值过高的情况下，如果病人死了，人财两空，对家属的打击是巨大的，公众们也会认为这是一起医疗事故，自然也就极易产生医疗纠纷。

而与此同时，新闻媒体在社会主义精神文明建设上、在民主法制建设上的作用越来越突出，百姓的信息量有 80％来自新闻媒体，尤其是媒体对丑恶现象的揭露和鞭挞，让百姓心里痛快，可以说媒体的导向，已是百姓情绪的催化剂，对老百姓的情绪和思想起着非常重要的舆论推动作用。然而一些媒体为了吸引大众眼球，获取暴利，有悖于职业操守，违背事实，对“医患纠纷”进行片面报道，“升华”矛盾，将患者与医务人员置于对立位置。所谓好事不出门、坏事传千里，同情弱者是人的本性，故此一经传播，不仅引起社会一片谴责声，而且使白衣天使的形象慢慢地变成了“白眼狼”，使医患关系恶化。

综上所述，医患关系问题，不是一个简单的医学技术问题，而是包括医学、心理学、经济学、管理学、社会学及政治学等众多学科在内的综合性社会问题。要达到医患关系的和谐，绝不是单靠医院就可以实现，还需要社会各方面的配合与支持，只有政府、医方、患方、媒体等全社会共同参与，医患关系才能有和谐的美好明天。

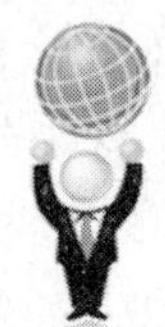

6.

医患关系不和谐后果严重

作为一种最广泛、最普遍、最必不可少的社会关系，医患关系的日趋恶化，必然会导致严重的后果。除了会造成医患之间的长期对立，引发严重的社会矛盾，对于整个医疗行业的健康发展，也是相当不利的。

越来越多的人视“医生”为畏途，甚至很多在职的医护人员下海、转行，从事别的行业；很多医护员工不希望自己的后辈踏入医生这个行业，越来越多的年轻人在求学、就业时自觉避开医疗这个行列，医学院生源匮乏，各大医院后继乏人……这样的结果是相当可怕的——按专家的说法是：10 年以后，中国可能将再无好医生！

2010 年高校招生期间，15 所医科院校中有 10 所“断档”，其中包括北京协和医学院。北京协和医学院计划广东招 10 名理科生，但批次投档只有 4 人；广州中医药大学招理科生 1808 人，只投出 674 人，招文科 576 人，只投出 140 人，断档 2/3；南方医科大学文科计划招 200 人，实际投档 50 人，断档 3/4。与这些院校有同样遭遇的还有沈阳药科大学、天津医科大学、哈尔滨医科大学、中国药科大学、温州医学院等院校。与十年前相比，临床医学类分数线在下滑，曾经非常“吃香”的医学院校遭遇冷门。专家指出，长此以往，十年之后中国可能再无好医生。

中国医师协会曾就医生对子女学医的态度进行调查。结果发现，医生不希望子女学医的比例不断上升：2002 年为 53%，2004 年为 63%，2011 年为 78%。

在现有医护人员中，只有 3% 的医护人员表示会让自己的孩子“子承父业”，最主要原因是风险大、压力大。在“您是否会建议您的子女将来从事医疗行业”的调查中，近七成人明确表示

“不会”；选择“看情况再定”占 27.4%；只有 3.1%的医护人员明确选择“会”。

在表示“不会”的受访者中，90.7%的医护人员认为“医疗行业工作风险大、压力大”是其不建议自己子女从事该行业的最主要原因，其次是“医疗行业的风险与报酬不匹配”(75.2%)、“医患关系紧张、甚至威胁人身安全”(71%)和“医疗行业前景暗淡”(35.1%)等。

医生为何不愿让子女学医？主要原因是投入大、风险大、压力大、收入低。事实上，一个人一旦选择了当医生，往往意味着终生的付出与牺牲。一名医学生，经过 5 年至 11 年的学历教育后，还要经过大量的临床实践，方可成长为一名医生。由于医学技术日新月异，医生必须不断学习，才能跟上潮流，不被淘汰。其中辛苦，自不待言。更重要的是，医生是一个高强度、高风险的职业。面对大量的病人，不仅需要超负荷工作，还不能有任何差错。因此，医生每天都是“如临深渊，如履薄冰”，精神长期处于高度紧张状态。即便如此，医生还要随时准备应付医疗纠纷甚至“医闹”。以至于越来越多的人对医生这个职业敬而远之，不再像以前趋之若鹜。年轻人在求学或是就业时干脆直接选择避开这一行业。为什么会这样？大致说来，不愿意从医的原因主要有以下几点：

(1) 医护人员工作强度大

医科生刚进入医院，无论学历是硕士还是博士，都必须经历三年甚至更长的住院医生规范化培训，这个过程中他们必须做最基层的工作，每天一早到医院写病例、开检查单、跟主任查房、记录、整理记录，跟进病人事无巨细的一切变化和要求。很多住院医生说，他们的工作周期不仅是十几、二十小时，有时碰上重病号、大抢救、大手术，常常是几天几夜连续作战。主任做完手术可以回家休息了，他们还得守着病人。不仅如此，在轮科三年后，一些住院医生还要面临总住院制，也就是一年 365 天几乎每天都要待在医院。医生尚且如此，护士就更累了。

(2)待遇偏低

众所周知，中国用占世界 2%的卫生总费用，解决了占世界总人口近 20%人口的健康问题，医护人员的待遇是非常低的。

以香港为例，医学院毕业生刚工作的月薪至少 3 万港元(约

2.44 万人民币)，是商学院学生的 3 倍。但内地低得多，一项调查显示，78%的参与调查者月薪低于 5000 元。很多省级、县级医院医护人员的收入更少，普遍收入每月大概是 2000 元左右，扣除了各种保险金，真正拿到的大概只有 1000 多元，而且如今医院大多不提供宿舍，租房还得另外自己掏钱。此外，由于医学生就业紧张，一些医院甚至不给医生编制，他们的档案挂靠在人才市场。有些医院还实行“医生工作站”制度，也就是仅给医生提供一个工作的场所，象征性地发些基本工资，其他什么都不包。

这样的待遇与医生的投入严重不符。医生是高学历集中的群体，经过 5 年本科、3 年硕士、3 年博士的学习，一毕业就到了“三十而立”的年龄，不得不面对结婚、生子等家庭重任。许多医护人员感觉到经济压力巨大，远不如做其他职业轻松。

(3)晋升压力大

当医生要有出头之日就必须要晋升到高职称，起码要副高以上。而与其他行业不同的是，医学界的晋升考试淘汰率高达 40%，要经历激烈的竞争才能达到理想的目标。不仅如此，按照国家的规定，医生每两年还必须参加一次专业知识考试，因此，医生从业后还必须面对无休止的进修、学习、考试。

(4)医患关系紧张，从业风险高，社会认可度低

医患关系的紧张，使医生时时处于随时可能被病人或家属纠缠、围攻、起诉的境地，甚至人身的安全有时也受到威胁。近几年来，全国各地的许多医院被病人的家属打砸抢、围攻和无理取闹，医务人员被打伤和被杀害的事件时有发生，这对于为病人的身体健康而工作的医务人员来说无疑是恶性刺激，严重挫伤了他们的积极性，伤害了他们的感情，使他们不能安心于本职工作，诚恐诚惶，有的干脆辞职不干了，许多医学精英都改行去干了别的，这不仅是中国医学的重大损失，更是所有患者的悲剧。长此以往，以后患者们的病痛靠谁去？但严峻的工作环境，又如何能忍心去责备医生当了逃兵？

据《北京晨报》报道，2001 年 7 月 25 日上午 8 时，住院 60 多天的巨大脑垂体瘤患者高某，因术后出现下丘脑功能衰竭，经抢

救无效死亡。当天下午，死者家属以寻找X光片为由，到协和医院神经外科吵闹。为了保证病房的安静，王任直教授走出来，让他们“说话小声点儿，有事到办公室说”。正在和病房护工发生争执的死者家属，立刻把矛头转向了并非死者主治医生的王教授。死者儿子挣脱劝阻者，从护士台上抓起一个玻璃镜框，向王教授砸去。粉碎的玻璃扎进了王教授左臂，当即血流如注。

但实际上，这本来就是一起正常死亡的案例。死者于1992年被诊断为脑垂体瘤，因畏惧，手术一直未做。此次手术前检查发现，肿瘤直径已经达5厘米，因迁延过久，瘤体质地很硬，其主治医生介绍说，这是影响其手术的最主要因素。对此，医院在术前已经向家属全部交代。

人民网2002年4月26日报道：4月26日下午北京协和医院发生一起暴力事件——该院外科总住院医师刘医师遭到患者曹志新家属的殴打，左肩关节脱位，鼻骨骨折。

《健康报》2001年7月报道，四川大学华西医院医生王恺4月17日被患者何某趁其不备之时，用菜刀将其头部，双上肢，双手，背部等多处砍伤，造成右手食指及环指远节指骨完全离断。

《健康报》2005年9月13日报道，2005年8月12日下午3点，福建中医学院教授戴春福刚刚走进专家1诊室落座，一直坐在外面的一名年轻男子突然冲了进来，掏出一把长40多厘米的钢刀，二话不说向戴春福一阵乱捅，戴春福身受14处刀伤，左胸致心肺破裂大出血，经抢救无效死亡。

……

在全国的各地医院，这种医生护士被病人或家属殴打的事件比比皆是，每天都会发生，各种各样的“医要”“医闹”事件层出不穷。前几年的医疗纠纷多数能通过协调解决，赔偿最多的也不过两万元；而如今纠纷处理越来越难，只要不被鉴定为医疗事故，患者就会无休止地闹事，经法院判败的案子也会反复纠缠。患者赔偿开价近年来也扶摇直上，动辄几十万元，有的高达500万元。湖北省人民医院甚至有高达283万元的判赔，成为全国之最。

尤其是从2003年9月1日起，由于新的《医疗事故处理办法》开始实施，尤其是实行了医方的“举证倒置”，医院的医疗纠纷和医生护士被打被伤的事件屡有发生，各种各样的情况都有，广大的医务人员就是在这种环境下工作，整天提心吊胆，惶惶不可终日，许多医务人员认为现在的医患关系真有点像“东郭先生和狼”，以至于医务人员的精神压力空前的增大，有的干脆辞职或改行。

可见，医患关系不和谐影响巨大，后果严重。长此以往的话，医疗行业的前景不能不令人担忧。也许有一天，真的会出现“有患无医”的局面，那个时候，也许一切都晚了。

第二章

敬医道、树医德：高尚的医德是和谐医患关系的基础

医者关乎生死，涉及性命，因而高尚的医德就尤为重要。一名医生只有具备高尚的医德，才能不以术胁人、不挟技邀财，才能临危不惧、一心救人，才能尽职尽责、全心全意，才能临险不惧、万难不辞。也只有具备高尚医德的医生，才能得到患者的敬重，赢得病人的信任，和谐医患关系也才成为可能。所以，医德不仅是医生之魂，也是构建和谐医患关系的基础。

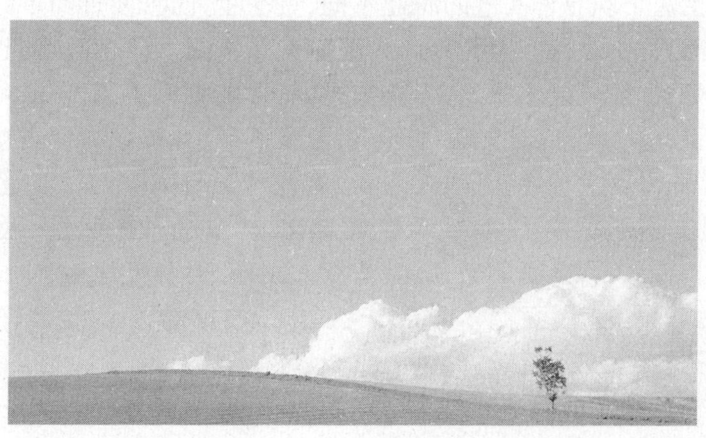

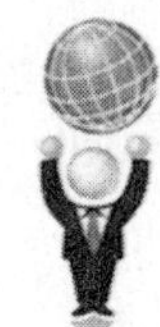

1. 德为医魂，德不近佛者不可为医

关于医德，古今史外，论述颇多。因为医德是医之魂魄。古人言医时说“才不近仙者不可为医，德不近佛者不可为医”，对医德提出了很高的要求。就因为医德对于医者而言，太重要了。

医生这个职业与其他的职业不同，关乎生死，涉及性命，命悬一线之际，生死由医不由人。因而高尚的医德尤为重要。一名医生只有具备高尚的医德，才能不以术胁人，不挟技邀财，才能临危不惧，一心救人，才能尽职尽责，全心全意，才能临险不惧，万难不辞，才能救人于危难，治病于险急，才能以苍生为念，以救人为责，才能真正治病救人。若是无德者为医，难免心术不正，不仅治不了人，还会害人，自然不能为医。医德就是医之魂魄。古人云：盖医之道，所以续斯人之命，而与天地生生之德不可一朝泯矣。只有守住医德，才能算得上是一个合格的医生，也才有可能成为一个优秀的医生！

历史上的名医无一不是医德高尚的有德之人。扁鹊、华佗、张仲景、孙思邈、李时珍、叶天士、董奉……皆为名医，不仅医术高明，更是医德高尚的名医，因而千百年来一直为人所景仰，所怀念，也给我们留下了许多杏林佳话。

唐代医药学家孙思邈曾提出，不分贵贱贫富，普同一等；誓愿普救含灵之苦。宋代名医庞安时以仁爱济贫而著称，元代名医朱震亨主动到贫苦之家诊治疾病。明代医生李梃提出，如病家赤贫，一毫不取，尤见其仁且廉也。比这些更早的，还有一位以扶贫而流芳百世的医学家董奉，“杏林春暖”的佳话即出自董奉的故事。

董奉是三国时期吴国人，与南阳张仲景、谯郡华佗并称“建安三神医”。董奉字君异，生于侯官（今福建长乐），后迁居江西庐山，潜心钻研医学，努力提高医疗技术。《三国志》注引中提到：交州刺史吴士燮患恶疾，已昏死三日之久，董奉用自制的药物，捧吴士燮的头用水灌入，不久士燮睁开了眼睛，手足也能动弹了。半日后能起坐，四日后恢复了语言能力，一切正常。附近群众慕名前来求医，董奉为患者医治不取分文，只要求患者痊愈后就地植树。重病治好后种杏树5棵，轻病治好后种杏树1棵。几年后，该地已有杏树10万多棵。当时战争连绵，群众缺衣少食。为帮助群众度过艰苦岁月，董奉托人将杏子卖掉，再买来粮食救济周围的穷人。为了感激董奉的德行，以后人们便称赞这片树林为“董仙杏林”，有人写了“杏林春暖”的条幅挂在他家门口。从此，许多中药店都挂上了“杏林春暖”的匾额，“杏林”也逐渐成了中医药行业的代名词，甚至把医坛统称为“杏林”，称赞医德高尚、医术精湛的医生为“誉满杏林”。

董奉远不如张仲景、华佗有名。因为张仲景曾任长沙太守，进入了官场；华佗虽未当官，但曾为曹操、关羽等权臣、名将治病。而董奉隐居庐山，主要为百姓治病，具有平民医生特色，历史上记载不多，《三国演义》也不曾提及，想来这与董奉未参与当时的政治、军事斗争、同名人结交甚少有关。但群众世代相传，有不少人虽不知有董奉，但却知杏林的含义。在庐山建有“杏坛”、“报仙坛”，在福建长乐建有“救生堂”，都是后人为纪念这位医德高尚的医生而建。

德为医魂，无德无以为医。因为医关生死，更需要仁心仁德，有大仁大爱者方能为医。

明代裴一中在《言医·序》中说：“学不贯今古，识不通天人，才不近仙，心不近佛者，宁耕田织布取衣食耳，断不可作医以误世！医，故神圣之业！”这是对医生这一职业的最高要求，也是基本的要求。佛者，慈爱为怀，普济众生，仙者，才智出众，技艺超群。当医生必须要有佛一样的大慈大悲之心，有如神仙一般的超绝技艺才能普济众生，治病救人。这是古人对医者的基本理解，也是千百年来对医生的基本要求。若心术不正，则难以救人，甚至会杀人于无形；或技不如人，则会庸医误人，自然也会害人性命。只有才德皆超凡入圣的优秀人才才能当医生，不然宁愿耕田织布以求生计，也不可以当医生误人性命！所以，优秀的德和高超的术，是古代衡量一个医生优劣的最基本的标准。当然，“才不近仙者不可为医，德不近佛者不可为医”，是相当高的要求了，这同时也反衬了医者对于德和术的超高要求。

中国古代关于医德修养的典籍汗牛充栋，数不胜数。比如《医灯续焰·医范·袁氏医家十事》中，就对医家的各种修养一一作了详尽论述和解析，为医者不可不读：

医家十事

一、医之志。须发慈悲恻隐之心，誓救大地含灵之苦。视众生之病，不论亲疏贵贱，贤愚贫富，皆当恫乃身，尽力殚力，曲为拯理。

二、医之学。须上通天道，使五运六气，变化郁复之理，无一不精。中察人身，使十四经络，内而五脏六腑之渊涵，外而四肢百骸之贯串，无一不彻。下明物理，使昆虫草木之性情气味，无一不畅。然后可以识病而用药。

三、医之识。医之用药，如将之用兵。纵横合变，呼吸异宜。非识见之高，不能神会而独断也。然此识非可袭取，非可商量。全在方寸中，虚明活泼。须涤除嗜欲，恬无为，则虚空自然生白也。

四、医之慎。医为人之司命，生死系之。用药之际，须兢兢业业，不可好奇而妄投一药，不可轻人命而擅试一方，不可骋聪明而遽违古法。倘或稍误，明有人非，幽有鬼责，可惧也。

五、医之善。君子之游艺，与据德根据仁，皆为实学。故古人技艺之工，都从善养中得来。若承蜩，若养鸡，皆是法也。医虽小道，实具甚深三昧。须收摄心体，涵泳性灵，动中习存，忙中习定。外则四体常和，内则元神常寂。然后望色闻声，问病切脉。自然得其精，而施治得宜也。

六、医之术。医非徒仁术，亦仙术也。谚云：古来医道通仙道，此岂无稽之言哉。凡欲学医，须将玄门之旨，留神讲究。玄牝之门，生身之户，守中养气之诀，观窍观妙之理，务求明师指示，亲造其藩而闯其室。此处看得明白，则病候之生灭，身中之造化，已洞悉矣。以之治疾，岂不易易。况人之疾，有草木金石所不能治者，则教之根据法用功，无不立愈。天台智者禅师，谓一日一夜调息之功，可以已二十余年之痼疾。盖天之阳气一回，则万物生色。人之元气一复，则百体皆和。宿疾普消，特其余事耳。

七、医之量。书云：必有忍，其乃有济。有容德乃大。医者术业既高，则同类不能无忌。识见出众，则庸庶不能无疑。疑与忌合，而诽谤指摘，无所不至矣。须容之于不校，付之于无心，而但尽力于所事。间有排挤殴詈，形之辞色者，亦须以孟子三自反之法应之。彼以逆来，我以顺受。处之超然，待之有礼，勿使病家动念可也。

八、医之言。仲尼大圣屡以慎言为训。而医者之言，尤当慎者，不可夸己之长，不可谈人之短，不可浮诞而骇惑病患，不可轻躁而诋诽同类。病情之来历，用药之权衡，皆当据实晓告，使之安心调理。不可诬轻为重，不可诳重为轻。即有不讳，亦须委曲明谕。病未剧，则宽以慰之，使安心调理；病既剧，则示以全归之道，使心意泰然。宁默勿哗，宁慎勿躁。

九、医之行。语曰：以身教之从，以言教之讼。故慎吾之言，不若端吾之行。道高天下，守之以谦。智绝人群，处之以晦。敦孝弟，重伦理，而于礼、义、廉、耻四字，则秉之如蓍龟，遵之如柱石。久而勿失，自然起敬起信，而医道易行也。

十、医之守。医虽为养家，尤须以不贪为本。凡有病患在，即举家不宁。当此时而勒人酬谢。家稍不足，则百计营求，艰难更倍。即充足之家，亦于满堂懊恼之中，而受其咨诅痛苦之惠，亦非心之所安也。故我生平于病患所馈，不敢纤毫轻受。有不给者，或更多方周给之。非以市恩，吾尽吾心而已矣。子孙习医而能根据此十事，古之圣贤，何以加此。

医家十事,却有八事在谈医家之德,可见古人对于医之德是相当看重的。在古代,医道被视为"良心行业",行医也被称为仁术。做一个良医,是许多中国人的理想。"不为良相,便为良医。"相者,谋国家之兴旺发达;医者,百姓之健康所系。"相"与"医"两者相提并论,可见为医者是相当荣光也相当受人景仰的职业。因而,凡为医者,绝不可为有丧医德之事。"疾小不可云大,事易不可云难,贫富用心皆一,贵贱使药无别",这是医界长期流传的医德格言。而那些国医圣手,正是医德高彪的典范。从扁鹊、华佗、张仲景到孙思邈、李时珍,都曾演绎过心系百姓疾苦、救百姓于危难之中的佳话,都几乎是百姓心目中的圣人。

可是,当今社会,医德、医风在物欲横流的冲击下,在金钱利益的驱使下逐渐淡漠,悬壶济世的医生、美丽的白衣天使,本应是患者和家属的一份希望,是生命的大无畏守护者,却随着医院市场化改革的推进被铜臭味慢慢侵蚀了心灵,收受患者红包、收取药品回扣成了公开的秘密。而所谓"医者仁心",所谓"悬壶济世"成为了大而空的口号,医德几近沦丧,不仅发生过把活婴当死胎、把纱布留在病人体内十几年、把无病的左腿锯掉留下有病的右腿这样不可思议的事件,更有危险当头、医生竟弃病人于不顾、自己逃命的"医跑"事件。这些严重违反医德、损害医护人员形象的事件,正是导致当前医患关系紧张的一个重要的源头。

沦丧的医德,麻木的神经、冷漠的态度,使医与患越离越远,越走越岔,医院、医生、护士,已然失去了公众对他们的信任。没有信任的大厦,双方的矛盾只会激化,正常的医疗事故也可能演变成非正常,病患家属维护自身权益的手段也愈加偏激,因而医生要"戴着头盔"或是雇个保镖上班,患者会报复杀人、砍杀医生,也就没有什么可奇怪的了。

医德是医之灵魂。作为医生,精湛的医术少不了,崇高的医德更是至关重要。因为崇高的医德不仅是作为一个优秀医生的必备前提,更是缓和医患矛盾、构建和谐医患关系的重要基础。只有医德高尚的医生,才能得到患者真心的信任和尊敬,也才能真正与医生建立起融洽和谐、友好互动的关系。所以,每一个医护工作者,都应当以德为先,修德进德,牢记"德不近佛者不可为医"的古训,提升自己的道德修养,以佛之慈悲心,救济苍生,造福大众。

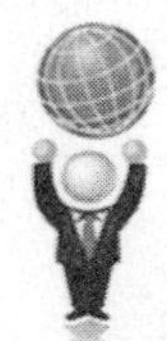

2.

恪守救死扶伤的职业道德

自古以来，医生都是一个神圣的职业，“大医精诚”、“医乃仁术”、“悬壶济世”都是赞美医生的。20 世纪 80 年代，有部电影叫《人到中年》，讲述了眼科医生陆文婷由于常年超负荷工作，累倒在手术台上的故事。她的故事深深打动了观众，也让人们更加理解和尊重医生。

生命是神圣的，且是无法逆转的。医生的天职是救死扶伤，其神圣的职业赋予了医生对生命负责，维护每个人只有一次生命的使命！西方就有这样的一句名言：“医生活着不是为了自己，而是为了别人，这是职业性质决定的。”这样的职业信条成就了无数优秀的医生。

2008 年 5 月 12 日 14 时 28 分是人类被定格的时间。当四川汶川发生大地震时，黔江震感明显。生死时刻，黔江中心医院近 600 名职工来不及多想，而是在第一时间投入到了 400 名病人紧急大转移的战斗中……历经了生死考验，灾难发生时：他们向每一位病人和家属以及向社会说出沉甸甸的诺言——“病人在我们就在”。14 时 28 分，黔江中心医院住院大楼 10 楼手术室，一台抢救危重病人的手术正在紧张进行。突然，主刀医师——普外胸外科主任何建峰和麻醉手术科雷京宣、邱红莲等在场的医护人员感到天花板在“吱吱”作响，随即地板开始摇晃。紧接着，手术床也剧烈地摇摆起来。“地震了!”何建峰在第一时间立即作出判断。“无论发生什么事情，抢救手术不能中止!”手术室里：救人要紧，手术不停，手术团队形成了一致意见。这时，病人情绪也开始波动。医务人员一边安抚病人，一边坚持完成了手术，并把病人转移到安全地带。

救死扶伤，治病救人，就是医生的天职，就是作为一个医生最基本也是最起码的职业精神。如果连这一点都忘掉，也就不配做一个医生。

但是如今，受市场经济的影响和个人利益驱动，医生的声望在急剧下降，医生的形象也大打折扣。一些医院以追求效益为主，鼓励医生开大方、开贵药、拿提成，许多医生经不住利益的诱惑，钱迷心窍，见利忘义，见死不救，忘记了“健康所系，性命相托”的誓言，滑进了违法的深渊，丧失了救死扶伤的职业道德。

2011年8月5日晚，打工仔小曾受伤的右手，被医生缝了针，又当场拆掉了线。拆线的时候，他没用麻药，咬着牙忍着痛。对此，他的老板很不解：“就算没钱付，还能把缝好的线拆了吗？”

刚满20岁的小曾是仙桃人，几个月前开始在首义园一家饭馆打工。前晚洗盘子时，小曾右手的大拇指和无名指不慎被摔破的盘子割伤。由于伤口较深，他血流不止，厨房一起工作的工友立即将他送往离饭馆一街之隔的武汉市第三医院。

随后，小曾被安排到普济楼11楼接受手术，一同打工的吴师傅在手术室外守候。吴师傅回忆，约50分钟后，一名身穿白大褂的医护人员走出手术室，交给他一张单子，要他去交费。吴师傅一看，1830元，心里就有些打鼓。他对记者说，前晚老板不在店里，匆忙之际他身上仅带了1000元。吴师傅来到交费处，金额不够无法交费，他只好又回到手术室外，找到那名医护人员，希望能先垫付1000元，剩余的第二天补上，遭到对方拒绝。

此时小曾的手术已经完成，他的手缝了针，打上了石膏。他走出手术室时，听到现场有医护人员说：“要么交钱，要么拆线！”得知钱不够，小曾默默举起了石膏还未干透的右手，等着医生把石膏和线拆除。拆线的时候，没有用麻药，小曾疼得咬牙咧嘴，没有吱声。

事件曝光后，当天负责小曾手术的贺医生辩解，手术完成后，小曾的工友们嫌医药费太贵，认为只要几十元至上百元，找他交涉价格。但是医疗费用并不是个人定的，他只负责手术，而医院收费是物价局和卫生局批准的。于是，他应了小曾拒绝交费，拆除线的要求。贺医生称，医院经常遇上患者钱不够的状况，一般情况下，医生会酌情处理，考虑减免部分费用，但小曾他们认定的价格与医院费用实在相差太远。

救死扶伤本应是医生的天职,医生是为病人而存在的,如果没有病人,就不会有医生。但曾几何时,这个天职竟然要用钱来衡量。

也许有人会说"无钱就拆线"是极端的个案,但从中折射出现实生活中,仁者医心仍是稀缺之物。这一拆不仅拆掉了医者良心,拆掉了医德底线,更拆出医院逐利的无所不用其极。在这里的小小一根手术线,牵动的却是千万人心。缝上是职责,抽回是作恶,让我们记住这根进去又出来的线,也让所有的医务工作者绷紧道德和良心这根弦。

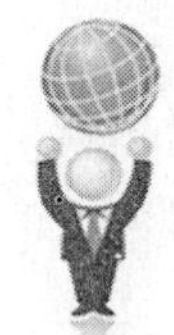

3. 锻造白衣天使的职业精神

随着医学的发展,护理的技术含量越来越高,作用也越来越大。对此,民间有"三分治疗,七分护理"的俗语,话俗理不俗,再好的治疗方案也需要靠护士的操作去实现。有时,生命的安危在于护士一个细节的处理和把握,对于急重症病人更是如此。

最近,对上海、广州、北京等多家三甲医院开展的调查研究也从另一方面证明了护理的重要性及其不逊色治疗的价值。在很多医院,每增加或减少一个护士,治愈率、抢救成功率、院内感染率、差错率等都会受到影响。可以毫不夸张地说,护士不仅关乎病人的冷暖,而且关乎医学的进步。

2010年4月24日,北京怀柔发生了一起让社会震惊的"山吧餐厅食物中毒事件"。70余名游客在山吧餐厅就餐后陆续出现口干、头晕、乏力、呕吐等中毒反应。医院接到北京市卫生局应急救援中心的救援任务后,迅速启动突发公共卫生事件应急机制。短短的几小时内，34 名重症病人陆续从怀柔转至解放军 307 医院全军中毒救治中心实施急救。全军中毒救治中心王汉斌主任带领近 60 名医护人员迅速展开抢救，医院检验科专家和护士在第一时间检测出中毒患者食入的是可乐啶中毒，为救治工作提供了科学依据。参与救治中毒患者的 40 余名护理人员反应神速、技术娴熟、配合默契，同时发扬了连续作战的精神，全体医护人员近 40 个小时没有休息为患者实施血液灌流排毒技术，为救治病人赢得了时间，病情得到了有效控制，重症中毒患者无一人死亡。出院那天，一位中毒康复病人紧紧抱住护士长痛哭流涕，感激之情无以言表，亲切地称护理人员为“救命恩人”。

在这次救治群体中毒事件中，平时文文弱弱的年轻护士成为了坚强勇敢的战士。她们动作麻利，技术精湛，给病人扎针都是一针到位，表现出了很强的使命意识和高超的护理技能，令人赞不绝口。

解放军 307 医院的护理人员在“山吧餐厅食物中毒事件”展现的职业素质令人称赞，无疑是护理工作人员的典范。

中国医学科学院院长黄家驱曾指出：“护士和病人接触比医生多得多，病情变化观察得比医生早，病人有什么话，时常会对护士说，因此病人健康的恢复，对护士的依赖，丝毫不低于医生。”

事实也确实如此，护士是患者向疾病作斗争的最得力的助手，其护理工作不仅要讲究科学性、规范性、有效性，更要体现对病人的关心、关爱之情；不仅要做好护理工作，还要兼做“保姆”、“清洁工”等多重角色，帮病人擦洗、喂饭、喂水、擦地，陪病人聊天等等，有时，她们的一个甜美的微笑能给患者以心灵的慰藉，一个细小的关怀能带给患者以生的希望，让患者扬起希望之帆。

一旦护士缺乏应有的道德修养，态度粗暴，玩忽职守，这不但直接影响着医生对病人的正确诊断与治疗，关系着病人的安危，还会影响医学科学的发展，某医院有一名护士因责任心不强，在给病人做静脉注射时，把氯化钾误为葡萄糖给病人注射，造成了重大事故与恶劣影响。

因此，作为护理人员，必须以有道德的言行来维护自己的职业尊严，在工作中首先必须具备高度的道德责任感和事业心，牢记护士的宗旨就是全心全意为病人服务。工作中严肃认真，一丝不苟，准确无误，让自己的每个行动对病人负责，对社会负责。

在面对一些由于世俗的偏见或疾病的折磨而心情不好，言行上不尊重护士的患者和家属时，作为护士应以高度的职业自尊心正确对待，并给予更多的同情和关心，用自己熟练的技术和热情周到的服务来赢得患者的尊重和依赖。

在与患者进行交往时，护士应本着尊重患者的原则，注意使用礼貌的语言。有的护士不注意这方面的修养，语言生硬，使患者难以接受，影响了护患关系。如有的年轻护士对比她们大几十岁的老人还直呼其名，有的甚至叫老头，于情于理都说不过去。有的患者对未能一次注射成功有意见，而有的护士不但不虚心接受批评，反而说："这算什么！连打三四次的也可能，你嫌我打得不好可以找别人。"等等，这些都是违背护理道德的。使用安慰性语言，能迎合患者希望得到同情、体贴的心理。有的患者病情较重，担心愈后留有后遗症等，这时护士应体谅患者的心情，因患病不仅是身体上的痛苦，还有精神上的痛苦，这时护士应给予安慰和鼓励，使患者增加战胜疾病的信心。护士在不同的时间、场合对患者应使用不同的礼貌用语，如对刚入院的患者，护士则可对患者说："您好，我是您的责任护士，我姓×，有什么事可随时找我。"如早上查房时，对不同对象予以不同的问候，"您觉得好些吗？""你今天气色很好，精神好多了"等等。简短的几句话，会给患者带来极大安慰和鼓舞。

最后，让我们重温南丁格尔的誓言：

终身纯洁，忠贞职守，尽力提高护理之标准；勿为有损之事，勿取服或故用有害之药；慎守病人家务及秘密，竭诚协助医生之诊治，务谋病者之福利。谨誓。

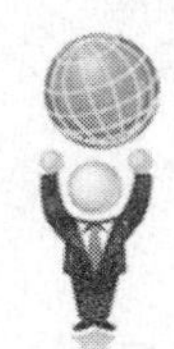

4.

一视同仁，平等对待每一个患者

医者仁心，面对患者，就应当贵贱无别，贫富同一，这是最基本的职业道德，也是对患者最根本的尊重，对生命最基本的尊重——生命何曾有贵贱之分？贫富之别？任何生命都同样珍贵。所以，医护人员对待病患，一定要一视同仁，平等公平才行，这也是一个医生应有的职业道德。

原中国女子体操队队员桑兰当年在美国训练受伤的时候，面临着全身瘫痪的危险。她的父母飞到美国，看到自己受伤的女儿面色苍白，直挺挺地躺在病床上，心急如焚。这时候，病房门打开了，美国的主治医生走了进来，桑兰父母看到主治医生后双双跪下，请求医生想办法让自己的女儿能够站立起来。这位美国同行瞬间不知所措，他知道这是中国人最高的礼节。最后，他也向桑兰的父母跪下，虔诚地说："请你们放心，我们一定会尽全力的。"

众所周知，医生在美国的社会地位是很高的，这位美国同行能够如此，是因为他对自己的职业有着清楚的认识——他没有资格去接受别人这样的祈求，他应该平等地对待他的患者和家属。

而在中国医道传统中，更注重对每一位患者的平等与尊重。"疾小不可云大，事易不可云难，贫富用心皆一，贵贱使药无别"，这是古代医生口口相传却代代承续的医德传统，也是众多名医恪守一生的医德标准。古代大医家孙思邈说："若有疾厄来求救者，不得问其贵贱贫富，长幼妍媸，怨亲善友，华夷愚智，普同一等，皆如至亲之想(《大医精诚》)。"这样的箴言，在今天依然振聋发聩，依然是许多医护人员谨守的基本医德。

济南市中区人民医院的刘传河医生正是这样的一位对所有的病人都一视同仁的医生，在 60 年的行医路上，他没有收过患者家属一次红包,没有收过一次专家号费,没有拿过一次医药提成,对待任何病人,他都一视同仁。在他这里,除了有病的不同,从来没有人的特殊,刘传河说,在他眼里,没有领导,没有乞丐,只有病人。不管是谁,只要是来看病的,他都是同样的态度,同样的标准,同样的治疗。

刘传河经常出诊,到市中区人民医院工作后,平均每周都要出诊七八次,最远的时候要跑到遥墙。很多时候,病人家属为了感谢他就坚持给出诊费,请他吃饭,都被他拒绝了。一传十,十传百,久而久之,大家都知道了这位“倔强”的好医生,慕名而来的病人也越来越多。为了减轻病人负担,60 年来,刘传河从来没收过一分钱的专家挂号费,有时索性连一块钱的普通门诊挂号费也不要了,病人经常直接拿着病历就找来了。对于那些连最便宜的药也买不起的病人,刘传河干脆自掏腰包给他们垫上。几十年如一日,他一直默默无闻地这样坚持着。

北京大学口腔医学院的老院长张震康教授说过:“我们做医生的应该对患者一视同仁。我给中央领导看病,也为老百姓看病。我要求自己对待他们一样负责,一样认真。我常把这些讲给我们的年轻医生听,让他们都能成为这样高贵的人。”

现代人最大的追求就是平等和自由,患者也需要平等,需要尊重,需要公正,所以医生对病人应该公平对待,不分性别、年龄、肤色、种族、身体状况、经济状况或地位高低,一视同仁,绝不歧视。

可是有时候我们也发现有些成长中的医生医术还不够好,但架子很大了,这是不可取的。作为一名医生,应该要全心全意,设身处地地为病人考虑,根据病人的病情、家庭经济条件,以及病人的文化背景、个人经历等等,制定一个非常适合他的治疗方案,而不应该将其与种种收入扯上瓜葛。如此一来,方能保证治疗方案的公正性、客观性。医生与病人的差别在于职业的不同,而不是人格的贵贱,因而,医生认为自己比病人尊贵,甚至在一些方面居高临下地俯视病人的态度是万万不可取的。作为病患,其精神和身体都已受到了双重打击,尤其是对于身患不治之症的人而言,他们已成为真正的弱者,此时他们全部的希望就是医生,医生成为他们的上帝,一句话、一个动作或者一个表情都会产生至关重要的影响。一个好医生,最主要的细节表现在你是否有一颗关怀的心,著名妇科专家郎景和曾说过:“医生为患者开出的第一张处方应该是关怀。”一个医生有了一颗关怀的心,他所做的一切都是付出的爱。

贵贱使药无别,贫富用心皆一,病患平等,一视同仁,不仅是高尚医德的具体表现,更是促进医患和谐的重要因素。当患者在一个平等、公正的环境下治病,心理上首先就是愉快的,被重视的感觉,就不会再鸡蛋里挑骨头,故意找碴儿、狡理儿、弄事儿,自然会对医护人员更多一些理解,一些尊重,一些宽容,自然也就更多一份和谐。

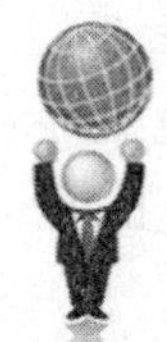

5. 耐心说明,尊重患者的知情权

“上医院就诊,医生态度不好”是大部分患者的感觉。

不可否认,“医生态度不好”这种情况确有存在,但这并非表现为医生“呼喝病人”、“打骂病人”等,而是表现在“来一趟医院看病,医生诊断完了也没给出确切结果”、“患者不问,医生不会主动说”等。而这些与医生在看病过程中是否给予足够耐心对待患者、语气重不重、看病认不认真、是否尽到告知的义务、是否尊重了患者的知情权、隐私权等权利密切相关。很多时候,医患矛盾之所以产生,并非什么大得了不得的事故,恰恰是一些不太起眼的小事。但“针鼻子大的窟窿能透过斗大的风”,小洞不补,大洞遭殃,小事情不处理好,往往就会闹成大事件,导致医患关系紧张,激化医患之间的矛盾。

特别是作为患者,对自己的病情,本就有基本的知情权,医生也有义务向患者说清阐明。但有些医生却并不多说,即便患者问起,也含糊其辞,不作解释。要是疑难杂症或是绝症重症,医生不便说也罢了,但有时病人只不过是想更多了解一些有关自己病情的事情,医生不说,病人就会觉得医生不负责任或是不重视自己,因而心生怨怼,使医患间产生矛盾。

在广州市一医院、广东省人民医院等三甲医院,许多初诊患者反映,他们比较重视诊断的病因解释,但也确实存在医生解释不清楚,甚至为解释病因,让患者看完病后仍然“一头雾水”。

在广东省人民医院五楼耳鼻喉科,患者王国强在向护士报到后,等候了约十分钟就轮到自己。王国强所挂的是一位刘姓医生,属于普通号。

刘医生首先对王国强进行了病情询问,随后用一块消毒过的医用棉布夹住王国强的舌头,检查王国强的咽喉,看了几眼便得出了“你的咽喉炎已经很严重了”的结论。但刘医生并未询问王国强的生活习惯,当王国强好奇问道,他平时不烟不酒,为何会得咽喉炎?刘医生笑称:“在广州,这很有可能。”可是当王国强进一步咨询:“是空气太差,还是气候湿热引起的?”医生并未再作进一步解释。

并且,在出诊全程,刘医生没有对患者使用过任何礼貌用语,在治疗方式上,也没有询问患者的意见,而是直接开处方,这让王国强心生“医生不太负责”的感觉。

还有的时候,是患者不问医生就不主动说。有的患者有一种心理,就是把一切都交给医生,认为医生什么都知道,因而一般不主动去问。按说对于一些基本的用药服药、生活禁忌及注意事项,医生也有义务告知患者,但有的医生见病人不问,也就乐得省事,不愿多叮嘱几句。这样不仅会使患者觉得医生不重视,甚至还会因为沟通不善引发一些不必要的后果。

广州市越秀区的程梦茹陪女儿小恩在红十字会医院挂了个普通皮肤科号,看眼皮反复过敏的问题。诊室里,医生听了症状描述,看了过往病历,都同意是过敏性皮炎的诊断,医生认为小恩平时加以休息、提高抵抗力即可,开了 25 元一盒的口服的咪唑斯汀缓释片给小恩服用。

但作为妈妈,程梦茹不死心,于是问医生:“这种药有没有副作用?”“如果有外用药,为什么要开口服药”等等。一开始,该医生只是看了看程梦茹母女,欲言又止,没有回答。

程梦茹急了,对医生说:"如果药物有副作用,一定要告诉我们。有一次我在别的医院看中医,就是忘了问医生关于药物副作用的问题,导致吃了药后就腰痛起不了床。"

医生这才对所有问题逐一作答,并强调该药是常用的"普药",极少出现副作用。程梦茹终于肯带女儿离开诊室。"看病前,要准备多个问题问医生,不然我们不问,医生是不会主动告知的。"程梦茹后来说道。

还有的医生根本心中就没有尊重患者知情权的意识,想说就说,随口就说,有时语焉不详,有时匆匆几句,也不管患者明不明白,撂下话就走,剩下患者不知如何是好。碰上这样的医生,那患者的怨言自然不可避免。

王军的亲属因患急性心肌梗塞,被送进医院。由于周末没有专家出诊,只好在重症监护室住了两天。周一上班后,一位科主任看完病人后,抛下一句话:"放不放支架,给你十分钟考虑时间。"然后,转身就走,没有一句解释。面对突如其来的问题,王军等人茫然无知,只好四处打电话问熟人。最后,还是硬着头皮答应了。

在中国,这样的医患沟通方式并不罕见。一些医生存在严重的"知识傲慢"和"技术傲慢",口头上以患者为中心,实际上以自我为中心。面对患者,很多医生态度冷漠,惜字如金。有时,患者多问几句话,便会遭到医生的训斥:"我是医生还是你是医生?"俨然一副生命的"主宰者"的样子,可是恰恰是这些引起了医患关系的严重扭曲。这其实是非常可怕的。不知大家是否听说过"一个医生三句话说死一个病人"的事,也许有点夸张,却是真有其事。

一个病人去医院看病。医生冲着病人说出了第一句:"你的病呀,来晚了。"病人一听就急了,赶紧求他:"大夫呀,我们大老远慕名而来,求您想想办法吧。"这时,大夫来了第二句:"你这个病呀,没治了。"病人又求他。大夫的第三句话是:"你早干吗去了?"病人听完这三句话,好像一盆凉水兜头浇下,心想完了!他眼皮耷拉着,头都抬不起来了。回到家,家人一看他这样子,忙问这是怎么了。病人说:"大夫说了,我来晚了,没治了,早干吗去了。”患者上午 11 时半离开诊室，下午 4 时嘴唇发紫，晚上 8 时进急诊室，第二天凌晨 2 时就去世了。

要是这个医生耐心一点，仔细和病人解释分析，以认真负责的态度和病人共同商讨在来晚了的情况下如何医治，给病人树立起信心，这个病人也许就不会如此急性发作了。可见，耐心说明相当重要。医生不仅要说，肯说，更要会说，耐心地说，说明白，说清楚，说得病人心服口服，才能有助于病患的治愈，也有利于医患和谐关系的建立。

希腊医学先驱希波克拉底曾有过这样的一句名言：医生有三件法宝——语言、药物、手术刀。但遗憾的是，这句古老的格言已经被很多人淡忘了。尤其是对于语言的作用，很多医生更是不屑一顾。但实际上，耐心说明，让患者详细了解他的病况极有可能发生的一切后果，甚至普及一下医学知识，都是很有必要的。

有位中国医生到日本进修，遇到一名心绞痛患者准备做冠脉造影。检查前，医生和患者及家属坐在一间谈话室里，桌上摆着心脏模型。医生从心脏血管的解剖结构说起，再解释心绞痛是怎样形成的、最新的治疗方法是什么、可能会有什么风险，最后才签署知情同意书，整个过程大约 45 分钟，患者和家属欣然离去。中国医生问，有必要说那么细吗？日本医生回答：“在不能保证百分之百做对一件事之前，任何一步看似无意义的铺垫，都可能在将来的某一刻变得无比重要。”

此语可谓精妙。医生尊重患者的知情权，其实也是在保护自我，一旦发生医疗意外，患者也不至于采取极端方式酿成恶性事件。其实许多医疗纠纷之所以会产生，往往只是医护人员少说了一句话。调查显示，有九成以上的医患纠纷是医患沟通不当所致。其实，人心都是肉长的，先让自已耐心地给患者和家属把病情讲清楚说明白，让他们心中对于病情有个最基本的了解，知道危险和后果，也相当于是给患者打了一剂预防针，不仅有利于他们更积极地配合，也有利于他们认识到医生劳动的辛苦，更有利于他们高度重视病情。即便发生了医疗意外甚至事故，他们也能理解和宽恕医生的过错。因此，一个医生只有充分尊重患者的权利，才能最大限度地减少纠纷的发生。

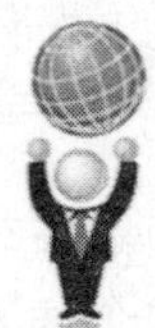

6．尊重患者，保护每一位患者隐私

2003年，北京温女士把朝阳第二医院告上法庭。

温女士称，今年4月20日，她到医院进行X光检查时，一名男医生把她带到检查室后将门锁上，并对她大声说“把衣服脱了”。当她脱衣只剩内衣时，医生又要求其解掉胸罩。温女士没有拍过X光片，不知所措，只好脱下胸罩。但这时男医生绕到其身后，一只手放在她的肩膀上，另一只手抓住她的胳膊，让其抱住机器。当她得知拍X光片检查不用脱光衣服后，感到被羞辱，精神上受到打击。于是起诉要求判决医院赔礼道歉，并赔偿经济损失及精神损失。

尽管事后，朝阳第二医院的工作人员作了解释：照X光片原则上是有不需要脱光衣服的规定，但女性胸罩上的搭扣、钢托一般都是金属物品，会影响片子的效果时，医生有权要求女性摘除胸罩。

这起“裸身胸透案”与其说是一桩民事纠纷，不如说是医患之间的价值冲突与碰撞。如果我们就事论事，把官司只是理解为官司，就会在一些细节问题上纠缠不休，如做胸透到底应不应该脱光上衣，放射科大夫有没有侵犯病人隐私的意愿等，结果反而看不到事情的本质；而如果我们能够跳出官司的是非与胜负，回到事情的本原，倒有可能获得意想不到的启示。

在过去医疗资源相对紧缺的年代，病人对医疗机构和医生只有基本的要求，即治病。只要能够把病治好，采取什么手段、治疗过程如何，是无关紧要的。医生所代表的医疗资源，对于病人来说有着至高无上的权威，即使医生在治疗过程中有什么不够妥当的情节，病人大抵也会自我消化掉，甚至把那些不必要的肉体和精神痛苦也都看成恢复健康的代价，至于人格权、隐私权、知情权，是一概顾不上考虑的。资源紧缺导致了医患关系的失衡，它的体现就是病人对医生存在着某种程度的人格依附。

然而，人格权和隐私权是与生俱来的，无论是病人还是健康人，都有精神上的尊严。而且，随着社会发展和科学技术的进步，医疗资源变得相对充裕，医患之间的人格依附关系逐渐消除，这时，患者就医时的要求越来越高，法律意识也越来越强。病人对医生的要求不再仅仅是治病，他们还要求得到符合人道主义的医疗服务，甚至，他们还想了解治疗的过程是不是科学、适当和必要。而由于医护人员的职业特殊性，医护人员的执业活动与病者的人身密不可分，上述这些特点决定了医生在对患者进行诊疗的过程中很容易了解到患者的隐私，如询问患者的既往病史、病症特征、平时的生活习惯等，对患者的血液、胆汁、排泄物等体液或身体的常规检查等等，这些都可能涉及患者的隐私权。

可以说，患者捍卫精神尊严、维护知情权的冲动，是文明社会的标志，是无可厚非的。而与这个过程相反的是，部分医疗机构和医务人员仍然在不同程度上保留着人格上的优越感，没有把病人看做人格完整的个体，没有在治病救人的同时安抚伤病者的心灵，再加之医疗体制改革的步伐相对滞后，于是，医患关系一度形同冰炭，各种纠纷和案件不绝于耳。

所以，在医治过程中，医护人员不仅仅要把病人作为一名“病患”来对待，更要把他们当成一个“人”来对待，尊重他们的人格，保护他们的隐私，保守他们的秘密，才能真正得到病人的理解和尊重，从而建立和谐的医患关系。这正是“裸身胸透案”中最富有启示性的内容。

同样以“裸身胸透案”为例子，即使按照放射学的要求，病人有必要脱光上衣，医生也应该以人道的方式告知病人，如果异性病人感到尴尬和不解，医生有义务照顾病人的精神需求，缓解病人的精神紧张，而不是以居高临下的方式呵斥病人。至于医院，更应该为异性病人的检查、诊疗提高必要的服务设施，如屏风、一次性上衣等。

在体贴病人与尊重病人隐私这个问题上，医生和医院缺少的不是价格高昂的设施，而是服务意识和人道的情怀。而在这一点上，深圳市妇幼保健院妇科门诊的罗春燕副主任医师就做得比较好。

工作在市妇幼保健院门诊部，每位大夫每天都要接诊至少

50名病人,有时甚至超过百名。超负荷的工作量需要医生有较高的素质涵养,而罗春燕则是大家公认的好脾气大夫。

一天,一个女病人气冲冲地来找罗春燕看病。她暴躁地说:“我去另一家医院找医生看病,没想到她不愿意给我治,还讽刺我。”原来,她是未婚女性,但想来看不孕症,那位医生就直接对她说,她根本不符合看病的条件,这样做是别有用心的,这分明是在暗示她在傍大款,想通过生子来分家产。罗春燕认为,作为一个成年人,这位病人有看病的权利。罗春燕耐心地先给她看病,在和她熟悉后,再捉住机会巧妙地提醒她:要懂得保护自己,还要为私生子的将来着想。这位病人听了觉得罗春燕就像一位知心大姐,气也消了,表示会认真考虑自己的选择。

“从参加工作到现在,暴躁型的、忧郁型的、敏感型的……形形色色的病人我都接触过。妇科的病情属于个人隐私,因此,我们做医生的就得学会揣摩病人的心态,要懂得哪些话不该说、哪些话该说、该怎么说,说话还必须含蓄委婉,不能伤害到病人。”罗春燕笑着告诉记者:“对于暴躁型的病人,我一般都是采取容忍和理解的态度,因为来看病的人都是处于病态,他们对我们发脾气我们应该理解,对于有些病人不堪入耳的话,我就左耳进右耳出,我只管把她的病治好。对于忧郁型的,我就哄她开心。因为病人应该有一个好的、乐观的心态来接受治疗,这样对我们医生来说也是有利的。”有一次,一位记性差的病人来找罗春燕看病,为了让这位病人记住所有注意事项,罗春燕便耐心地把所有应该注意的细节反复地讲给该病人听,还工工整整地把这些内容写在纸条上以便其随时参阅。

罗春燕一直认为将心比心地理解病人是医生与病人建立沟通的前提,也正是因此,她赢得了许多病人的认可和尊重。

因此,对于医患关系的隐私权,医方一方面要求医生做到对病人隐私的保护,另一方面也要应对医护群体加强医学伦理学教育,而非简单的医德规范的灌输,要使医学伦理规范等法律内容转化为医护群体的自觉行为;医方还应尽早完善保护病人隐私的规章制度,避免使其成为一纸空文。只有患者和医护人员相互理解、相互尊重,社会才会减少摩擦和内耗，而我们每个人也才能从宽容与和谐的气氛中获益。

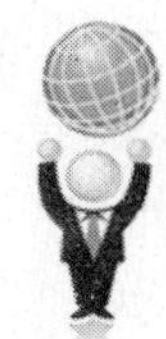

7.

实事求是，不沽名钓誉作秀作假

医生的本分就是治病救人，它是一种道德，一种高尚，是医生才拥有的基本原则。医生的责任就是急病人之所急，想病人之所想，它是医者需要具备的职业素质。但是，在如今这个浮躁的时代，有些医生为了名利，不惜作秀作假，甚至坑蒙拐骗，沽名钓誉，追名逐利，完全失去了一个医生基本的道德。这样的医生是不可能得到患者的尊重和信任的。即使因为一时的作假蒙骗了患者，最终也会被揭穿的。

近些年，养生话题一直是热门，许多从医的人因为比别人更多一些常识，或是自诩比别人多一些医学知识，就以此为资本，大肆吹嘘，欺世盗名，沽名钓誉，为自己捞名捞利，根本不管误导大众的后果。近年来一夜爆红的养生专家们，如“神医”胡万林、“排毒教父”的林光常、“健康教母”马悦凌、红遍大江南北的张悟本……都不过是些欺世盗名的无良医生！

> 1995 年，自称为“盖世华佗”的胡万林横空出世，现代医学无能为力的癌症在“神医”手下据说可达 90% 的治愈率。其实胡万林 1997 年 5 月才跨出监牢，他于 1983 年因犯杀人罪入狱。1998 年 12 月 9 日，因长期非法行医惹出多宗命案在上海被公安机关扣留，再次入狱。
>
> 曾在台湾被称为“排毒教父”的林光常，曾以《无毒一身轻》一书及“排毒餐”等掀起养生饮食风潮的“医学博士”，因为有癌症患者听信他“只要吃我的排毒餐，不必化疗”的说法，导致延误治疗，病情恶化。台湾板桥地检署将林光常依常业诈欺等罪起

诉，并判刑7年。后查明林光常所谓的环球大学医学博士的头衔也是自封的，不过是其沽名钓誉的工具而已。

《刘太医说：病是自家生》的作者刘弘章，自称是明朝太医刘纯的后裔，是中国唯一的瘤科世家。不仅拥有“科学与医学”双博士学位，还拥有治疗癌症的祖传秘方，于是吸引了众多大江南北的寻医问药者。很多人了解到刘弘章始于他创办的“太医网”——该网站专用于宣传自己的家世和所谓的治癌方法。而现在，更多人直接从他出版的三本书——《刘太医谈养生》《病是自家生》《是药三分毒》——中了解其“身世”。刘弘章简历自称：家族从1475年就开始治疗癌症，“中国唯一的瘤科世医”“金朝时期著名医学家刘完素嫡传后裔”“明朝永乐太医刘纯第24代后裔”“瘤科世医刘凤池的孙子”等等。然而这一系列身份均已证明是假造的。据相关部门接到了一个浙江的群众举报，因为亲属吃完药后不管用，还花了很多钱。后来去查，发现刘弘章在民间的影响面已经相当广，但却大多是骗人的把戏。2008年因为无证行医、销售假药等被拘。

“伪养生专家”张悟本，自称百病皆可吃回去，红遍大江南北，绿豆都因他而涨价，最后，还是被人揭穿，不过是骗人钱财的把戏。不仅其“悟本堂”被拆除，张悟本也面临处罚。

被称为“健康教母”的马悦凌，就更是打着医学专家的称号欺世盗名的典型。马悦凌称，以活泥鳅、当归配合“高热量食物”，她治好了世界性顽疾渐冻人症，甚至还让高位截瘫的人恢复了知觉。

马悦凌说：渐冻人症是我治过的最简单的病，生泥鳅是我治病的最重的一个砝码。自称她治愈了多例疑难杂症，其中有肝癌、乳腺癌，还让一名高位截瘫的患者恢复了知觉。

在《融化“渐冻人”记》一文中，马悦凌称，虽然渐冻人症是全世界的绝症之首，不过“我治疗此病后才知道这个病根本不难治”。

在马悦凌看来，人体几乎所有的疾病都是气血虚寒所致，因此有活血、补血作用的中药当归，几乎可包治百病。她曾选择以当归注射足底反射区，来治疗自己的头痛，“注射后，奇迹出现了，我的头不痛了，头上笼罩多年的罩子突然被拿掉了。所以当归是个好药，用多少都不会有副作用”。

这是真的吗？“穴位注射和生吃泥鳅的‘渐冻人’疗法，很荒诞，有无毒副作用都搞不清楚，多危险。”北医三院神经内科一位医生说。这很危险，本身活泥鳅就带有各种寄生虫，容易引发感染。另外剁碎后有骨刺也不易消化，一旦堵在患者喉咙，十分危险。6月2日，北医三院副院长樊东升说，对于全身都逐渐失去运动能力、吞咽困难的渐冻人症患者来说，生吃活泥鳅是一枚随时可引爆的地雷。

2010年6月，成都市十多名市民因生吃活泥鳅感染寄生虫病住院治疗，他们都是看了马悦凌写的《不生病的智慧》一书。这一事件被媒体广泛报道后，马悦凌一度被推到风口浪尖。

《生命时报》曾撰文质疑马悦凌的养生理论均来自《剪报》文章，并逐一驳斥了她的养生方法。国内著名的民间科普组织科学松鼠会则在其官网上专题分析马悦凌的治病与养生理论，称其“荒谬至极，且涉嫌非法行医”。2011年7月，卫生部证实“健康教母”马悦凌涉嫌非法行医，正在依法调查。

从“排毒教父”林光常、太医刘弘章、“食疗专家”张悟本、再到“健康教母”马悦凌，这些打着养生专家称号的伪专家们，显赫一时，但最终都狼藉收场。关键就是他们没能守住医者之德，而是沽名钓誉、追名逐利，必然为人所不齿。

真正的良医，永远是那些行为端方、德行高标、不图名不图利，一心只想着病人、想着事业的人，他们永远受到人们的尊敬。感动中国的华益慰就是这样的一位名医。

华益慰医生就像白求恩那样对事业极端负责，对人民极端热忱，对技术精益求精，把全部爱心奉献给人民，把毕生精力倾注在军队医学事业。

1998年，华益慰退休。以他在外科界的名望，有很多机会到社会上去挣大钱，但他仍然坚守在医院临床工作一线，从不要组织的特殊照顾。他总是说：“我要留下来，还可以为科室建设和发展提一些建议，病人到医院可以找到我，我还能为医院出点力。”

1995 年，华益慰为张秋海的老伴做了小肠癌手术。术后，张秋海将一个领带夹盒送给华益慰，说是纪念品。华益慰打开一看，发现里面有 1000 元钱，忙追出去，可张秋海已离开了。

9 年后，经过转转反复，华益慰的爱人张燕容最终找到了张秋海，将钱重新放回了 76 岁的张秋海手上，顿时张秋海感动得老泪纵横。

无奈之下，张秋海来到医院，对病床上的华益慰说：“这个存折你不要，我也不要，我要把它交给组织，让它成为教育医务人员的一本教材。”于是这个特殊的存折就一直保存在医院里。

2006 年“感动中国”节目评价华益慰：“不拿一分钱，不出一个错，这种极限境界，非有神圣信仰不能达到。他是医术高超与人格高尚的完美结合。他用尽心血，不负生命的嘱托。”陕西省人民医院肝胆外科主任医师杜立学说：“医生的‘本分’就是治病救人。华益慰在他一生中都践行了这一点。他不争名不逐利，用心去给病人治病，用生命、细节和友爱诠释了‘医生’这两个字的真正含义！”

解放军总医院党委书记文德功说：“选择了医生职业就意味着奉献。做一个好医生，首先做一个好人。古往今来，凡成苍生大医者，无一不具有高尚的品德。”

若有的人把医生的天职换成骗取钱财，把无私奉献当傻瓜，把欺上瞒下当本事，那么，可以说，他已经不具备做人的资格了，更不用说是做医者。因为他是对中华民族传统美德的诋毁，对现代文明的伤害。

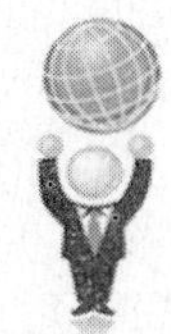

8. 淡名轻利，绝不挟技邀财

作为医生，天职是治病救人，虽然也是一个职业，也是养家糊口的技能所在，但因为医德的限制，医生绝不可如其他职业一般“吝术以自贵，挟技以邀财”，这不仅是为人所不齿的行径，更是违背医德、有损医名的“恶行”，即便医术再高，这种追名逐利的医生也不会受人尊重。

反之，那些淡泊名利，一心只想着治病救人的医生才是人们心目中的“良医”。

当一名医生，是戴宗晴童年时代就有过的梦想；像白求恩那样做一名合格的医生，是戴宗晴从医后最坚定的信念和最执著的追求。1953 年，戴宗晴以优异的成绩考入武汉医士学校，毕业后被分配到武汉市第一人民医院工作。面对患有各种疑难杂症的病人，面对患者痛苦不堪的表情，他感到自己的知识是那么的不够用。1964 年，他幸运地进入我国著名的外科教授裘法祖的麾下攻读研究生。作为我国外科学的一代宗师，裘法祖精湛的医术和高尚的医德，深深地影响了戴宗晴的从医生涯。从那时起，戴宗晴懂得了一个最朴素的道理：做一名好医生，就必须处处为病人着想，千方百计地为病人解除痛苦。

1970 年，胸怀崇高理想的戴宗晴为支援国家的三线建设，从长江之滨的武汉市来到武当山下的十堰市，在东风汽车公司总医院一干就是整整 33 年。33 年来，他扎根山区、情系病人、崇尚医德、精研医术、爱岗敬业、无私奉献，在保障人民健康的医疗卫生战线上忘我工作，以自己高超的医术、崇高的品德和务实的作风，树立起新时代医务工作者的楷模形象。那么，透过戴宗晴这一时代的光辉典范，广大医务工作者包括党员干部应从中受到哪些启迪？

掌握过硬的本领，是全心全意为人民服务的坚实基础。戴宗晴刚到十堰不久，一位年轻工人左手齐腕关节被切断。失去劳动和创造的手，伤者几乎到了万念俱灰的程度，他多么希望医生能对他进行再植重建啊！因为当时的二汽职工医院无力做这种手术，院方只好派戴宗晴护送这位青年到武汉治疗。由于路途的耽搁，手术最终失败了。这一病例，使戴宗晴受到了强烈的刺激，他痛心疾首：作为一名外科医生，不能化腐朽为神奇，不能为患者愈合身体的创伤和心灵的创伤，就是一种严重的失职和莫大的耻辱。怀着对人民的热爱和对生命的珍视，戴宗晴暗下决心：一定要攻克显微外科这一难关！历时两年的探索，历经无数次的失败，戴宗晴终于在 1972 年为民工饶成金植活了被石头砸断的上臂肢体。此后，在戴宗晴的领导下，显微外科技术在东风公司总医院被广泛地应用于临床。从 1972 年至 1999 年，东风公司总医院共进行了 120 多例断肢断指再植手术，成功率高达 80%以上。

不被铜臭污染灵魂，是端正行业风气的必备前提。东风建筑公司职工穆长荣曾以《送不出去的红包》为题，在《工人日报》上发表过一篇以亲身经历为素材的短文，说的就是戴宗晴拒收红包的故事。穆长荣的女儿手术前，他带着 400 元钱到戴宗晴家表示心意，而戴宗晴再三解释说："医生本来就是治病的，绝不能拿钱来就负责、不拿钱来就不负责。"手术成功后，戴宗晴把钱原封不动地退给了穆长荣。

1990 年，戴宗晴荣获中华全国总工会颁发的"五一劳动奖章"和"全国优秀医务工作者"；1991 年，他被列入国家有特殊贡献专家，享受国务院特殊津贴；1998 年 11 月 4 日，湖北省卫生厅作出《关于在全省卫生系统开展向戴宗晴同志学习的决定》。省卫生厅还组织"戴宗晴事迹报告团"，在省内外报告数十场，听众达数万人。此后，《人民日报》、中央电视台、新华通讯社、《经济日报》、《工人日报》、《中国青年报》等全国主要媒体纷纷报道了他的先进典型。戴宗晴的先进事迹得到了中央领导同志的高度重视。1999 年 8 月，他作为湖北省唯一的一位医务工作者代表，参加了党中央、国务院组织的全国夏季医疗卫生专家休养团。时任中共中央政治局常委、国务院副总理的李岚清和时任中共中央政治局常委、中纪委书记尉健行曾先后接见了戴宗晴及其夫人。李岚清还在一次卫生工作座谈会上称赞戴宗晴“是一位难得的好医生”。2000 年，他荣获国家卫生部颁发的“白求恩奖章”，同年被国务院授予“全国劳动模范”称号；2007 年，戴宗晴又当选为首届“荆楚十大健康卫士”。据悉，在新中国成立后我国卫生战线上能同时荣获“白求恩奖章”和全国劳模的目前仅只有戴宗晴一人。

自古以来，名和利的取舍是人们所面对的最难选择。也只有胸怀大志、胸襟宽阔的人才能做到淡泊名利，以平静的心态去追求和实现自己的理想。作为一个劳动者，戴宗晴获得了共和国授予的最高荣誉；作为一个医疗专家，他同样获得了卫生部颁发的最高奖励。在一般人眼里，戴宗晴早已是功成名就，应该可以高枕无忧地享受着幸福而安乐的晚年。可戴宗晴没有居功自傲，却淡泊名利，这位七十多岁的老人仍然在他所熟悉的无影灯下挥洒着汗水。也正是因为戴宗晴的名字与众多人的健康联系在一起，东风公司特例批准他为终身不退休的医疗专家。

戴宗晴扎根山区一生，把自己的情和爱与大山里的患者紧紧联系在一起。早年，他曾经有许多机会可以离开山区，到条件更好的大城市工作，可为了这里的广大患者他一次又一次地选择了放弃。在他获得了一系列荣誉之后，作为一个知名专家，一个公众人物，他更加珍惜党和人民给予的荣誉，更加珍惜患者对他的信任。如今，戴宗晴除了医院的临床工作之外，还到临近县市及东风公司其他医院进行医疗技术指导，经常到基层医院开展疑难病会诊。还兼职襄樊市谷城县人民医院等县市医院的客座教授，每月要挤时间到最基层的医院给年轻医生讲课，一心一意帮助地方医院提高医疗技术。

戴宗晴深知自己年事已高，把培养人才当做大事。他带的研究生一批批的毕业。几年来，有的已走上了科主任的岗位，有的成为医院技术骨干。除了进行人才培养外,他还坚持开展新技术的纵深研究。2008年,他开展的“冷冻治疗肝病系列研究”又获得国家冷冻治疗技术科技进步奖,为解决肝病治疗难题找到了新的突破口。

作为一名资深的专家,找他看病的人很多,上自达官显贵,下至普通百姓,很多就诊的人都想对他“表示”一下。可戴宗晴说了:“医生的心里只应该有病人,不能有任何私心杂欲。”本着这样的原则,请客不去,送礼不收。实在有直接退不回的红包,他就直接代交为住院费用,彻底打消患者再次送礼的念头。“我们的一言一行不仅关系着患者的性命和健康,更关系着健康卫士和劳模的形象”。戴宗晴主任时刻铭记党员医务工作者的基本宗旨,以其正直、廉洁的工作作风赢得了广泛赞誉。行医几十年来,他记不清经自己和他人之手退还了多少病人的红包,婉拒了多少病人的请吃和礼品。

作为一名医生,他总是把希望和方便留给病人,作为一名共和国的劳模,他处处以身示范,把困难和责任留给自己。每当他看着病人带着微笑出院,走在大街上,亲切地和他打招呼,他的心里无比快乐。

抛开名和利,独自奋斗在山间,戴宗晴总是这样兢兢业业地奋战在病房这个没有硝烟的战场上,用自己的行动诠释着劳动模范和一个医者的模范作用,以白衣天使博大的情怀与精湛的医术,用无畏与无私的奉献精神换取无数患者的康复。这也是我们现在的大部分医护人员所缺失的,值得所有医护人员学习的。

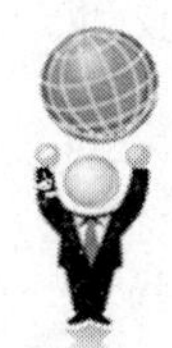

9. 灾难面前的大爱和医德

今日今时，医患关系紧张成为一个客观事实，医患之间和谐的关系少了，相互间不信任，相互提防，发生争吵，甚至动手的现象时有发生，更有甚者发生医务人员被打、被杀的事件，有的地方因为一些医疗纠纷而对医院打、砸、抢，严重影响正常的医疗秩序，医务人员的安全不能保障。

究其原因，则是医患之间的不信任。在患者眼中，医者被妖魔化，是“杀手”、“白狼”等，但是，那些医者真的是白狼、是恶魔吗？真的罪孽深重，不可饶恕吗？

但是，稍有头脑的人都会在认真的思考后有所结论的。我们不会忘记2003年在非典流行时期，这场人类悲剧性的灾难，我们的医务人员在与瘟疫战斗的第一线冲锋陷阵，那是整个国家的医务人员都投入和参与的、围剿病魔的人民战争，在这个队伍中，涌现出无数的英雄模范人物，有的甚至献出了宝贵的生命，他们的事迹可歌可泣，他们只是这个队伍中的代表而已，在这场与瘟疫大搏斗的过程中，我们的医务人员表现得是那样的勇敢与无畏，他们的确没有辜负白衣天使这个称号，赢得了全国人民的称赞。

2003年的春天是一个可歌可泣的春天。面对非典型肺炎病毒的肆虐，广大医务人员又面临着一次严峻的考验，在严峻的疫情面前，全国的医务工作者没有退缩，没有向疫情低头，他们把自己的生死置之度外，服从医院的安排，都要求到抢救非典病人的第一线去，那时，医学对于非典还是束手无策，没有这个病的流行规律和治疗方法，一切都是茫然的状态，然而，我们的医务人员没有退缩而是知难而进，这是一个全国性的战役，我们相信，有史以来，肯定没有这样，在一个国度里，全体医务工作者和有关的部门，可以说全国人民共同参战，来对付一个疾病，这是史无前例的，而在最前线的就是我们的医务工作者，参与非典抢救的医护人员为更好地完成医疗护理工作，他们有的隐瞒家人，怕引起家人的担忧，有的疏散了孩子、爱人，自己隔离自己，怕传染他人。他们说：既然选择了这个职业，疫情来了，我们不干谁干，可孩子、家人千万不能受连累。他们忍受着常人难以忍受的困难，以超凡的毅力和勇气，在非典病房，与死神拼斗，一位即将康复出院的非典女病人在写给医院的感谢信中写道："高烧的日子里，昏昏沉沉听到有人在向我问好。虽然我看不到防护服中问好人的面貌，可从和蔼的声音里我判断那是蒋大夫。他已经48小时没有离开病房了，我的心好痛，我真想我们这些病人赶快好起来，让整日为我们操劳的医护人员早点回家与家人团聚，过正常人的生活。"这说的是北京地坛医院的蒋荣猛大夫。

地坛医院今年48岁的贾双平护士长说："我在传染病医院工作快30年了，从没有经历过这样繁重的护理工作。因为所有的病人要经过一段高烧，此时病人全身极度乏力，病房里即便有厕所也难以自行去方便，只好在便盆里解决问题，吃饭要喂、翻身要协助。由于这病的传染性较强，家属不得探视，护工又聘不来。所有这些活儿一下都压在了护士身上。医护人员进病房要穿防护服、隔离衣，戴眼罩、两只口罩，服装让人透不过气、口罩让人喘不过气。虽然医院千方百计为一线的医护人员准备了营养餐、煲了汤、发了饮料，可我们穿的防护服是从上到下连身的，许多医护人员因穿防护服烦琐、吃东西前也要进行一套消毒程序，工作又忙，怕耽误时间，所以尽量不喝水、喝汤，减少上厕所的次数。一天工作下来像一摊烂泥。曾经发生过护士劳累过度虚脱的事。"

有些人甚至为此付出了自己的生命。如冲锋在抗击"非典"最前线而被感染的中山大学附属第三医院传染病科党支部书记邓练贤不幸逝世，终年53岁。这是广东省在抗击非典型肺炎战斗中第一位因公殉职的医生。2003年4月21日下午5时40分逝世。邓练贤曾说过既然选择了做一名医生，就意味着付出，病人的需要就是我们的需要。

2003 年 3 月 25 日凌晨，47 岁的叶欣——广东省中医院二沙分院急诊科护士长叶欣永远闭上了她美丽的双眼。在叶欣的办公桌上，留下了一本本厚厚的工作记录，那是用废弃的化验单背面写的工作记录。点点滴滴，记载着她在这场没有硝烟的战斗中拼搏的足迹，凝聚着她一生对护士职业永恒的热爱与追求。

陈洪光，1987 年从广东医学院毕业到广州市胸科医院工作，亲手组建了医院的重症监护室并担任主任。在一线抢救病人的 70 多个日日夜夜里，他亲自为 100 多名危重病人插管上呼吸机，经常会被病人喷射出的痰液、分泌物污染得一脸一身。4 月 16 日，陈洪光同志被确诊为非典型肺炎，虽经全力救治，终因病情过重于 5 月 7 日凌晨不幸殉职，年仅 39 岁。

奋战在非典防治一线的洛阳市直机关第二门诊部 51 岁的副主任医师卫保周，因劳累过度，导致心脏病复发，于 2003 年 5 月 29 日牺牲在自己所热爱的岗位上。5 月 23 日，卫保周主动请缨参加洛阳市驻乡镇卫生院防治非典医疗队，劳累过度并带病工作，一直战斗到倒下的一刻。

北京大学人民医院护士王晶，同非典病魔顽强抗争了一个多月后，于 2003 年 5 月 27 日下午与世长辞。年仅 32 岁。

因救治非典病人而染病殉职的首位香港女医生谢婉雯，2003 年 5 月 13 日逝世以来，一直为各界敬仰，并被视为香港的“南丁格尔”。其逝世唤起了港人在逆境中团结求生的精神。谢婉雯的生命永远凝固在年轻的 35 岁。

2003 年 4 月 16 日，武警北京总队医院内二科年仅 28 岁的主治医师李晓红，猝然倒在了抗击非典的战场上。她是第一个牺牲在救治非典患者第一线的军队医务工作者。作为一名身着“橄榄绿”的白衣天使，为挽救人民群众的生命，她以自己的生命之躯迎击肆虐的非典，给世间留下一曲悲壮的生命绝唱。

李晓红曾说过现在治疗上是否找到新的办法，如需要试验，就拿我做试验吧。

山西省人民医院急诊科副主任、主任医师梁世奎，与那些为救治非典病人而殉职的医务人员一样,2003 年 4 月 24 日,他把生命的最后时光留在了他一生挚爱的手术台上。而就在梁世奎走了的那一天,他最后抢救的“非典”患者已完全康复,即将健康出院。

北京 302 医院姜素椿教授为抗击“非典”谱写了一首动人乐章。这位古稀专家的英雄壮举感动了中央领导同志,他在抢救“非典”患者时不幸被感染,又以无私无畏的精神,在自己身上大胆试验,注射“非典”患者康复后的血清,患病仅 23 天就康复了。公众对他的高尚医德、医术和救死扶伤精神给予了高度评价。

姜素椿这种以生命挑战非典的行动给战斗在抗击“非典”第一线的医护人员以极大的鼓舞,并在这场抗击“非典”的特殊战斗中作出了巨大贡献。

出身医学世家的钟南山 2003 年已 66 岁,是广东医疗卫生界首位中国工程院院士,在呼吸道疾病,特别是慢性支气管炎与哮喘病的诊治方面独树一帜。

突如其来的非典型肺炎,把钟南山推到了一场大战的最前线。“医德的内涵是什么?我认为主要体现于‘想方设法为病人看好病’。”钟南山如此平和地诠释他的职业。

出身医学世家的钟南山,是位屡创医学奇迹的呼吸病专家。作为广州医学院第一附属医院呼吸病研究所所长,钟南山和同事们一道冲在救治“非典”病人的最前线。

灾难面前,大爱无疆。历史不会忘记为防治“非典”无私无畏、勇于奉献的白衣战士,也不会忘记钟南山——这位中国医疗界的杰出代表,站在抗击非典型肺炎最前沿的科学家,曾说过的话:“我们呼吸病研究所好比是‘扫雷班’,当遇到非典型肺炎这片‘雷区’时,你不‘扫雷’谁‘扫雷’?”

那个场景、那句话让所有的人都震撼不已。

危难见真情!在危难时刻,这些白衣天使们的凛然表现足以证明,医生仍是有良知、有正义、有奉献精神的群体,仍然是最值得尊重的群体。因此,患者对于当今恶魔化、丑陋化的医者应多加宽容,不要一叶障目不见泰山。

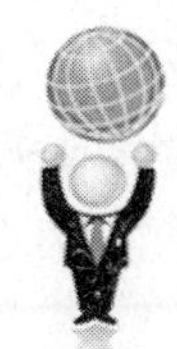

10. 医德高尚才能赢得信任和尊重

近年来,以救死扶伤为职责、以白衣天使为形象的医务工作者正经受着前所未有的社会地位贬低、医患关系紧张和大众信任危机,民众似乎已经忘记了“医生”这个词曾经带给人的温暖和安慰,委屈、迷惑、无奈的情绪正笼罩着整个医疗行业,在这种情形下,有些医生会丧失自我,扬言不如回家去“烤红薯”、“擦皮鞋”。

事实上,在整个媒体报道中,误读医生的报道只占一小部分,构不成卫生新闻报道的主体。因此,对于极少数不公正的报道,医生不必过度敏感,更不要轻易放弃救死扶伤的崇高理想,赌气去“烤红薯”、“擦皮鞋”。其实,如果医生把舆论监督看做是“体检”和“会诊”,心态就会平和得多。媒体指出医生的“病根”,有时很温和,有时却很尖刻、很无情。不管怎样,其日的都是为了“治病救人”。所以,医生不应把批评都当成恶意,讳疾忌医。

香港特首曾荫权在就职时演说中说道:“身为政治领袖,接受批评,还有偶尔一点赞美,是工作的一部分。为政者埋怨传媒,好比水手埋怨大海。如果受不了带盐海水扑面的刺痛,那么一开始便不该跑上甲板。”对于医生来说,这句话同样值得回味。

2011年8月17日,苏州市金门路上发生一起车祸,一名伤者倒在血泊之中。这时,一名乘车路过的女医生上来,跪在滚烫的柏油路面上,嘴对嘴对还在冒血的伤员进行人工呼吸。而这一幕恰巧被路面监控记录并传播开来。她就是苏州大学附属儿童医院新生儿科的丁欣医生。丁欣说,对于一个医生来讲,救死扶伤是再自然、再纯粹不过的一件事情了,也是医生的本能和工作。

丁欣没有把自己当成普通的路人，而是时刻记着自己是一名医生，记着自己治病救人的使命，因此才能在车来车往的公路上能对车祸病人勇敢施救，在网上，她也被广大网民评为“苏城最美白衣天使”，得到了网民的爱戴和尊敬。

正确看待媒体的舆论监督，是医生摆正心态的第一步。事实上，除了自己，没有谁能诋毁医生这个群体的形象，也没有谁能拔高这个群体的形象。维护医生的职业尊严，最终还要靠医生自己。因为，尊严不是谁赋予的，而是自己赢得的。一味抱怨外界环境，只能加深怨恨，使人消沉，没有任何实际意义。唯有“以德报怨”，用仁心仁术证明自己的德行，才能从根本上消除误读，重塑医生的良好形象。

要知道，病人心中自有一杆秤，责任、执著、认真、善举必然会被认可。相信良知，相信历史，在漫长而短暂的生命时间和多彩而嘈杂的社会空间中，我们更应把握住自己的人生坐标。“好医生”是我们永不言弃的目标，做一个好医生，我们永远在路上！

第三章

精医术、熟医技：高超的医术是医患和谐的重要支撑

才不近仙者不可为医。追求精湛的医术是医生的职责，一个医生若无精良医术，即使仁心厚重，也无济于事；不能救人于危病之中，医德也便是一句空话。医学的根本任务在于以术济人，良好的医德必须以精湛的医术为前提。

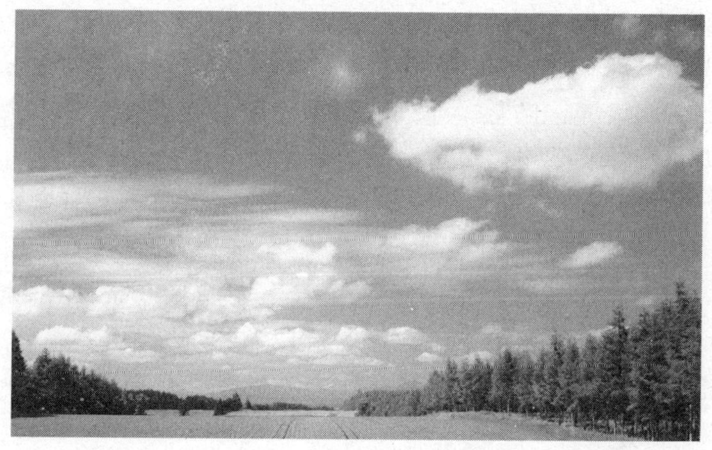

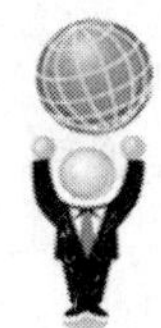

1.

术为医本，才不近仙者不可为医

追求精湛的医术是医生的职责。孙思邈在《大医精诚》中首先强调了医学乃“至精至微之事”，故“学者必须博极医源，精勤不倦”，一个医生若无精良医术，即使仁心厚重，也毫无用处；不能救人于病危之中，医德也便是一句空话。叶天士更是入木三分地指出“术不精则无异于杀人”，一语警天，当为医者谨记借鉴。而外科鼻祖裘法祖曾感叹：“德不近佛者不可为医，术不近仙者不可为医。”医学的根本任务在于以术济人，良好的医德必须以精湛的医术为载体。因此，中国历代医家都十分重视把“精术”作为“立德”的根本和基础。

“像全国劳模、身边的老专家——戴宗晴教授那样，老老实实做人，踏踏实实做事”是陈欣对自己提出的要求。工作16年来，他一直兢兢业业地坚守在医生这个岗位上，默默无闻地努力工作着。

陈欣常说，一个人的价值在于奉献。身为医生，他把自己的大部分时间都给了患者。每逢他坐诊，总有不少患者提前2个小时到门诊室外候诊，其中不乏从周边县市、大山深处赶来的病人。为了尽早帮助患者解除病痛，陈欣每次都是早上7点钟左右就开始坐诊。有时到中午1点钟还有病人在门外等候，陈欣依然耐心接诊。对他来说，连续工作6个小时已是家常便饭。为了节省时间接诊更多的病人，他宁愿少喝或不喝水，时常沙哑着嗓子给病人解析病情。

据统计，作为专家门诊的医生，陈欣平均每天要接诊60～70个病人，但他却从来没有限制过挂号人数，尽量为每一位前来看病的患者诊断病情。

“对待病人不仅要关心他们身体上的疾病，还要给予精神上的抚慰，要医治心理疾病。”多年来，陈欣在工作中一直坚持这样做。在接诊时，他总会询问患者一些诸如“工作怎么样呀”、“家里种了几亩地”之类看似与病情无关的问题。他说：“了解是沟通的前提，沟通是医病的关键；只有沟通好了，病人才会信任你，在当前这种不太和谐的医疗环境下，你才可能与病人建立和谐的医患关系。”

对于那些来自偏远农村的求医者，陈欣接诊时更是耐心加细心。一次，有一位来自陕西旬阳的40岁的女性患者，因有反复头晕、短暂晕厥的症状前来就医。在此之前，她在当地多个医院进行了诊疗都没有效果。陈欣在接诊中发现，这位患者语言表达能力欠缺，很多事情都说不清楚。为此，他不得不花费近40分钟的时间对她进行问诊和检查。最终，这名患者被确诊为“心源性晕厥”，并在陈欣的细心治疗下得以康复。

作为一名心内科医生，陈欣从来没有节假日的概念。无论深夜还是正午，严寒或是酷暑，只要病人需要他，医院需要他，他从来没有说过一个“不”字。几十年来，陈欣都是这样默默无闻地工作着，经他手治愈的病人数不胜数。他介入参与并开展手术2000多例，每年专家门诊和节假日门诊共计3500多人次，从没有休过一次探亲假、年休假、放射假。因为，在他的心中，永远都是患者在先，医生的职责永远摆在首位。

所谓治病救人，医术为本。作为一名医生，如果没有高超的医疗技术，“救死扶伤、造福百姓”就只能是一句空话。为此，陈欣十分注重医术的提高。经过10多年的学习和积累，曾经稚气年轻的他已经成为一名具有丰富临床经验的骨干医生。他多次救患者于危难的事迹，更是人人皆赞。

2009年一个深秋的傍晚，当时正下乡在竹山县医院的陈欣接诊了一位70多岁的女性患者。当时，患者因为“严重房室传导阻滞，心动过缓”，不断发生室速、室颤而心脏骤停，反复除颤10余次，情况十分恶劣。凭着多年的行医经验，陈欣明白事态的严重性非比寻常。他紧急同科室医生和家属商量，要求将患者送到上级医院“安装心脏起搏器”，避免产生严重后果。然而，在这火烧眉毛的时刻，大家却犹豫了：从竹山到上级医院，3个多小时的路程，病情危急的患者能挺得住吗？万一出了事，谁来担这个责任？家属彷徨了，科室医生也欲言又止。在这人命关天的时刻，陈欣挺身而出：“病人如果不到上级医院安装起搏器，肯定挺不过去，我来护送病人转到我院进一步治疗，有什么意外我来担！”就这样，经过精心准备，陈欣护送着病人上路了。在救护车里，他时刻监护着病人病情的变化，细致观察着药物的滴数。3个多小时后，他终于将病人安全送达。最终，病人在东风总医院顺利完成了手术。

还有一次，是国庆长假期间的一个夜晚，一名患者因为“突发胸痛两小时”于深夜1点钟左右被“120”送入心内科。患者入院后出现低血压休克症状，经诊断为“急性广泛前壁心梗并心源性休克”，情况很危急。值班医生紧急通知陈欣，刚刚入睡的他二话没说赶到病房，迅速了解病人病情。

陈欣检查后发现，如果不能尽快进行介入治疗，这名患者可能面临生命危险。他迅速联系相关医护人员积极准备，不到1个小时就将病人送到导管室。血管造影证实：急性冠脉左主干闭塞，这种情况九死一生，不进行紧急处理，患者极有可能死亡！所幸的是，在陈欣的紧急调配下，经过3个多小时的努力，患者的血管终于被打通，血压也恢复了正常，这时大家才松了一口气。待回到病房并安置好病人后，天已经大亮了，查完房陈欣又投入到门诊工作中，根本来不及休息。

时光荏苒，如今的陈欣已在医生这一岗位上干了16年。16年里，为了患者他呕心沥血，不辞劳苦，备受赞誉和爱戴。可是，由于长期的介入治疗，接触X线，使陈欣的身体出现白细胞减少的现象，他患上了放射性肠炎，时常腹泻，并且很容易感冒，连头发也变得稀疏了。但即便如此，陈欣从来也没有因为这些原因放弃或耽搁过工作，他总是说："这活我不干谁干呢？年轻人还没有生小孩，要保护好他们。"

精湛的医术包括扎实的理论基础和丰富的临床经验，就这样，陈欣数十年如一日地工作、学习，用他那强而有力的双手传递健康的力量，用鼓励的话语帮助患者树立与病魔斗争的信心和勇气。

医学是一门发展的科学、探索的科学，面对充满未知的世界，医生只有勤学苦练、勤于思考、善于总结、勇于创新，才能不断提高自身的业务素质和能力，以适应现代医学日新月异的发展及患者日益提高的医疗需求。如果医德如圣，医术如仙，又岂会有人仇视医生、轻视医生？倘若借医敛财，欺世盗名，想要建立真正和谐的医患关系，那就很难。

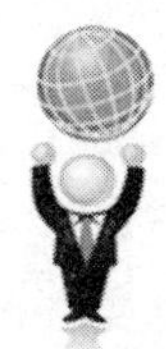

2.

庸医误人，也是医疗事故的祸根

李某夫妇在晋江池店打工，从今年 8 月份开始，妻子便到二院治疗妇科医诊。

20 日，他们再次来找廖医生看病，拿了几盒药后就回家了。

"吃了药后，从 21 日开始，妻子全身除了手脚外都发痒，晚上根本睡不着。"李某说，当初他以为妻子是皮肤病，可身上又没起疹，于是赶紧让妻子停止服药，但症状还是没有缓解，便在昨日来到二院找廖医生复诊。不料，廖医生在听到李某反映的问题后，一口否认了曾开过这种药，并且还问他们"怎么会吃这种药"，根本就不是治妇科病的，最后还将那瓶药收了回去。

而在李某带来的处方单上，却写着"复方丹参片"字样，且还有医生的名字和开方的时间。"我们就是因为信赖大医院，才特地从晋江来泉州看病的”。李某夫妻提出，他们怀疑发痒的症状，跟吃错药有关。

复方丹参片，主治气滞血瘀所致的胸痹、冠心病和心绞痛等，功能是活血化瘀、理气止痛。

事后，福建医科大学附属第二医院医务科钱副主任表示，医院将会详细调查此事。然而，不管调查出来的结果是哪里出现了问题，作为一家有实力有资质的大医院，出现这样的“低级错误”，终归是不能被原谅、被容忍的。

无巧不成书，2009年年底，深圳一起医疗事故引起了社会的关注。

两年前，患者孙女士在深圳某医院做了卵巢微创手术，出院后一直疼痛难忍，伤口流脓流血，并引发了腹腔积液等多种病症。但是，医生坚持认为是正常反应，在做了多次息肉摘除手术后，病情依然严重。后来，孙女士到另一家医院检查，发现伤口内有一截纱布，诊断是术中残留物。于是，孙女士再回深圳某医院做手术，虽然取出了纱布，但留下了血尿、尿瘘、膀胱萎缩等后遗症。因为一块纱布，孙女士先后做了九次手术。事后，深圳某医院院长说：“手术后残留纱布是一个极其低级的错误。”为此，医院处理了两名清点纱布失误的护士。

仔细翻看这两年的医疗事故详单，你会发现这绝非是偶然的一两起事件。例如，湖北通城县刚刚发生了“右腿骨折，左腿手术”，仙桃市又上演了“左侧疝气，右侧开刀”。然而，正是这些“低级错误”，让患者承受了无尽的痛苦，付出了“超级代价”。而且，正是这些看似荒唐的“低级错误”，使患者及家属认定医生不负责任草菅人命，因而一旦出现这样的情况，医患纠纷也就在所难免。

2012年8月14日凌晨，在深圳市金万通物流有限公司工作的梁某(35岁，河南驻马店人)与同事在盐田四村一家烧烤摊吃夜宵，因喝醉酒与烧烤摊老板发生争吵、打斗，导致其右上臂出血，全身多处软组织挫伤。随后，梁某被送至盐田区某医院治疗，入院4小时后抢救无效死亡。

梁某的病历本上，医生填写的收治时间为1:20。急诊室为他包扎右臂后，挂上点滴，说要开单住院、输血。同行的方先生办理住院手续后，护送梁某到住院部4楼外科412病房，当班护士叫醒了在通道尽头处医生休息室睡觉的医生彭某。

当时已经是凌晨2时多，彭某让方先生填写了手术同意书，却没有马上实施手术，“他说没拍CT不行，叫我们下去拍了CT再上来。而入院时急诊室说不用。”方先生说，当他推着梁某拍完片，再次上到4楼住院部时，彭某叫来了麻醉师。但麻醉师说，病人不清醒，比较烦躁，不能麻醉。

“他当时的伤口还在流血，已经醒了，疼到乱蹬。我说就给他麻醉赶快做手术吧，但医生没同意。”方先生说，当时因为梁某挣扎，点滴被暂时停掉了。方先生催促手术，但得到的答复是不会有危险。

麻醉师走后，梁某的血迹洒满了病房，他被安排转至同一层的外科416病房。梁某还在挣扎，“他痛苦到咬自己手上的肉。”方先生说，医生彭某让他用纱布带将梁某的四肢捆绑，以免挣扎流更多的血。

“我开始不愿意，觉得他会更痛苦。”最终将梁某绑好后，方先生叫来护士，重新输液，却发现梁某快不行了。护士长通知了在家中的外科主任，此时已将近6时。

危殆的梁某终于被推进了同一层的抢救室，多名医生参加了抢救，“里面很多设施都没有，我还被叫到3楼去取呼吸机。”方先生认为，院方毫无准备就要给梁某做手术，太不负责任。

到7:05左右，院方宣布抢救无效，梁某死亡。家属质疑医院抢救不力，致患者死亡，因而大闹医院，引发恶性医患纠纷。

事后，经有关部门初步调查，盐田区某医院当晚值班医生和二线科主任对病人处置不力，导致这起医疗纠纷事件的主因不仅有技术上的问题，更多的是医疗安全管理和医务人员责任心的问题。这两名医生被停职。

像这样的纠纷，纯粹是因为庸医误人，不负责任的医生“杀人”！怎么不令家属伤心、反感，以至于大闹医院呢？

世界上还有什么比人的生命更重要？还有什么比失去亲人更伤心？这样的事情放在我们任何一个人的身上，可能都会冲冠而怒，怒不可遏，又如何能怪家属的冲动和暴力！

人是世界上最复杂的生命体。对于疑难重症，医生判断不准，或者手术失误，病人一般容易理解。但是，如果医生犯的是“低级错误”，例如把纱布、剪刀留在肚子里，或者左右不分乱开刀，不负责任，把人命当儿戏，不尽到自己的责任，即便再有什么样的理由，都是无法原谅的。

为什么很多医生都犯“低级错误”？从表面看，是疏忽大意，责任心差；从深层看，是缺乏对生命的敬畏，把做手术当成了“修机器”。如今，很多医生把医学仅仅当成谋生的“手艺”，片面追求技高一筹，而忽视了医学人文修养。有人简单地认为，只要手中有“绝活”，就能脱颖而出，成为名医大师。于是，很多人不愿意做常规手术，认为没有挑战性，不能体现水平。在一些医生眼里，做个阑尾炎手术就像切个臭鸡蛋，根本没有技术含量，交给实习生就行了。事实上，绝大多数病人都是常见病，而非疑难重症，结果，越是常见病，越容易出问题，大错误往往都是来自小手术。而这些小错误却往往是一些重大医疗事故的祸根，也是医患纠纷最直接的源头。要知道，大多数人都是通情达理的，医生尽职尽责了，最终无力回天，也不会有多少家属硬找医院打、砸、闹。

所以，要减少医患纠纷，医护人员一定要切实负起自己的责任，尽到自己的全力，不论从技术上、服务上还是从用心上，都努力让自己成为“良医”而不是“庸医”，以免误人性命，也引发不必要的医患纠纷。

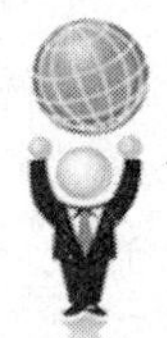

3. 高超的医术是减少医疗纠纷的前提

一个好的医生不但要有高尚的医德，更应该有高超的医术，有对医疗服务精益求精的精神。如果没有高超的医术、精益求精的态度、一流的医德就谈不上构建和谐的医患关系。可以说，高超的医术是减少医疗纠纷的前提条件。

在西安市尚德路109号陕西关爱康复医院三楼的中医科。臧平立诊室内的那盆双叶凤尾菊却早已开出四朵粉紫色的小花，这淡淡的花香连同室内的茶香、墨香，构成了孤立于这钢筋水泥城市外的一隅悠然。

“这药可以先继续吃，过两天我再根据你的情况加减药量……”电话旁，臧平立正在就患者的用药、治疗情况做跟踪回访。一个上午，他已经接了3个报喜电话，欣喜之余，臧平立捧起患者刚送的紫砂壶，细细品味里面的茶香，并感慨起友人在国外的戏剧性遭遇来。话说友人好不容易出趟国，酷爱紫砂壶的他决定去唐人街转转给亲朋带些回来，但一个上午下来，满街的茶具市场，只有搪瓷杯子是真的，其他价格高昂的紫砂壶都是赝品而已。

“这让我想到了中医，中医的价值其实是无可争辩的，但鱼龙混杂的中医师和混乱的中药市场，不但会贻误病情，还会让人对中医失去信心。中医事业的发展，太需要有医术、有医德的良医了！”提起自己所从事的行业，藏平立忧心忡忡。

臧平立对中医的认真、严谨是众所周知的，但这并不妨碍他在生活中的开朗、豁达、乐观、诙谐，他表示，是博大精深的国学提高了其免疫力，并令他心旷神怡、悠然处世的。的确，中国文化有百家之学，向上追溯，皆渊源于形而上之道。“道”乃中国传统文化之最基本概念，亦为最重要之概念。中医，乃此一概念之于医学上之发展和发挥——所谓“医道”、“医术”。因之，欲明中医，需当先明此“道”。遗憾的是，如今快节奏的生活，使得我们引以为傲的国学被国人“快餐式”地消化，多数人只知其表而不明其里，却对3D、iPad等疲于追逐。对于看病、治病，更多人也是愿意相信B超、血检、尿检等现代仪器打印出来的数字结果，而质疑中医望、闻、问、切的科学性。

虽然他对网络、QQ、微博等现代科技无所不通，但骨子里却是一个特别敬畏传统文化的人。即便自幼聪慧，受家族祖父传医术秘籍，但臧平立仍勤奋攻读历代医书，师承名医多人，且长期不懈地对不育症这个医学难题进行执著的探索和研究。作为“南臧北黄”中医流派传人，这个执著于中医事业的人，亦用自己的勤劳甜蜜了无数不孕不育家庭。他早已记不起为患者错过了多少个全国性的学术会议，推掉了多少次颁奖，取消了多少趟旅游休假……为此，臧平立常笑称自己是繁忙都市里过着日出而作、日落而息生活的“农民”。

与那些不苟言笑的老中医不同，臧平立把完脉后，经常以生活化的语言对患者进行心理疏导，有时甚至还发挥自己幽默的语言功夫，拉近与患者的距离。因此，来过藏平立诊室的患者，在渐渐地接触中，许多都与他成了朋友，有些昔日的病友现在甚至直呼他“大哥”、“叔”。

“虽然来我这里的患者大都有10多年的不孕不育病史，但我会竭尽所能，不辜负每位来我这里就诊的患者！”除了对疾病的潜心研究，有时臧平立还要为贫困患者精打细算医疗费，甚至倒贴上药钱。但也正是这份对患者、对职业负责的执著，使得信任臧平立的患者遍布全国各地，甚至远在美欧。如是，面对络绎不绝的患者，本来喜欢旅游的臧平立便没了假期、没了休息日，但一看到满眼焦灼的患者，臧平立全身的倦意也就消了，又集合起全身的中医信息为患者把脉、诊病。“对于每一位需要我帮助的人，再忙碌我也会乐此不疲的！”他说道。

不在乎名利、地位有多高，哪怕是在“低飞”的状态下，也要在不违背良心、不违背医德的基础上走实每一步！认识他的朋友都知道，生活中的臧平立，就是用这一招，吃遍天下的。

或许，正是因为国学、国医带给他的这种悠然自得的心态，才会让臧平立对过往的坎坷经历微微一笑，对今后的发展走向微微一笑。但中医师的职业身份，却早已在这份悠然下面，深深烙下了“不坑患者、不卖假药、不违医德”的印记。“医生是一个神圣的职业，做一名好的医生必须要有良好的医德医风。”他痛恨某些医院及医生把利益搁首位、医德放两边的行径，更痛心中医的崇高声誉，这些年来被一些不学无术的人肆无忌惮地践踏、破坏。

平常中求新，平淡中求破，平实中求立。正如他的名字一样，凭着对中医的执著追求、对医生的职业信仰，臧平立在他平淡的中医师岗位上，彰显着医术立身、医德立人的个人魅力。

如臧平立这般，身处最热门但也是医疗纠纷比较严重的妇产科，却能片叶不沾身，很少有医疗纠纷的出现，原因只有一个，那就是精湛的医术和高尚的医德。

提高医疗诊治和操作水平是构建和谐医患关系的根本措施。患者就医的过程是对医院、医生寄托了无限的信任，希望能够得到医生精心的诊治，希望医生能够妙手回春，期盼自己的机体能够恢复健康。因此每一位医护人员都应该把不断钻研业务，提高医疗水平，把掌握精湛的医术摆在行医过程的首位，如果医护人员医术高超，手到病除，减轻患者病痛，绝大多数患者对医护人员都会充满感激之情，定会为构建和谐的医患关系起到重要的作用。

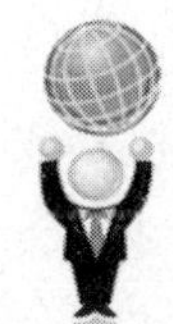

4. 切实提高自己的职业素质

人的素质是指人的基本品质结构。包括思想、知识、身体、心理品质，它是人的知识技能、行为习惯、文化涵养品质特点的综合，是影响一个人一生发展的关键因素。作为一名从事特殊职业的医生，其素质应包括职业素养、专业知识与技能素质。

具体说来，第一，医生要有高度的人本主义精神。“医生是上帝伸向这个世界的唯一的手”，一个艾滋病人这样说。一个好医生就不能愧对这句话。不管遇到怎样的病人，都要一视同仁的对待，对每一个人充满爱，关怀和真心真意的帮助。

第二，一个优秀的医生必须要有精湛的医技和渊博的医学知识。精湛的技术是作为一个医生最为基本的素质要求。因为只有医术高明，才能真正起死回生，救人于危。如果医技粗陋，则成庸医，只会误人性命，何能救人？所以，精湛的技术是最为重要的素养。

但是，现代医学模式从生物医学模式向生物、心理、社会、环境模式转变，要求医生不仅要具备丰富的专业知识，更需要广泛的涉猎心理学、社会学、人文、艺术鉴赏、体育，甚至法学等等，这样才能更好地和病人交流，更好地理解病人。当病人诉说时面对的是一个完全处于无知状态的医生的话，病人就失去了和医生交流的欲望。所以一个好医生必须具备和各种病人交流的能力。

第三，一个优秀的医生有着良好的内省能力。这里的内省不是自我反省的能力，而是自己看到对方的某种行为的时候，将目光转向自己，将心比心，将己为彼，这样才能真正全面、真切地感受到患者的心情，从而理解患者，从患者的角度出发，来纠正我们的态度、语言及行为的偏差，促进医患之间的和谐关系的建设。

第四，一个优秀的医生还必须要具备出色的控制情绪的能力。控制，不是抑制，就是要懂得如何排遣。一个医生，不能出现情绪障碍。乱发脾气的医生，是不能得到病人的信任。控制情绪冲动，保持温和从容，是一个好医生的素质。

第五，还要有良好的察觉人际关系的能力。形形色色的病人，人际关系有时候对诊断很重要，特别是对于情绪有变化的病人，一个医生必须察觉细微的变化，才能找到病人的根由，最大限度地帮助病人渡过难关。

第六，一个好医生一定要有热情乐观的人生态度。这不仅仅是医生，是所有人都必须具备的，但医生的热情乐观态度不仅能让自己对工作、对生活、对病人都充满热情，还能积极地感染病人，把这种热情和乐观传达到病人心中，从而有利于病人与疾病作斗争的勇气，有利于病人的康复。

第七，好医生要有自信。一个自信的医生传达给病人的，永远是一种向上的力量，因而更能促进病人的康复。但自信不是自大，不是狂妄，而是对不确定的事情的一种主观上的乐观，是对自己的医术的大胆承认。

当然，勤奋、敬业、上进等等都是医生很重要的素质，但远不如这些对于促进一个医生的成长、促进和谐医患关系的建立，更为有用。所以，从促进和谐医患关系的角度而言，这些素质是最为基本的，也至关重要的。每一个医护人员都应当着力提高自己这些方面的素质。

同时，作为一个医生，最不应当具备的素质，就是冷漠。因为冷漠是人际关系的杀手，是和谐医患关系最大的障碍。

2001年，零点调查公司对我国10个城市的4753名消费者进行了一次调查，选择了21个主要行业，并提供了“热心”、“自信”、“快乐”、“满足”、“细心”、“冷漠”6个具有脸谱效果的形容词，让被调查者根据自己的感受，选出一个能代表该行业形象的脸谱。结果，医院的冷漠脸谱获选率为25.1%，在所有行业中获选率最高，是“冷漠老大”。

在我国，“冷漠综合征”已经成为医务界的慢性病、流行病。今天的医学界是“冷漠综合征”猖狂的时代。

2009年，一则题为《南京儿童医院医生上班忙“偷菜”害死五个月婴儿!》的帖子在网上引起关注。据患儿父亲徐先生介绍，11月1日上午，他的宝宝因发热被送到南京江宁区医院检查并住院，第二天宝宝右眼红肿，11月3日在医生建议下转至南京市儿童医院治疗。3日上午，徐先生在南京市儿童医院挂了急诊。根据血检报告，眼科医生初步诊断为蜂窝组织炎并安排住院治疗，还在病历上注明，要求住院后眼科医生结合内科医生马上进行会诊。徐先生透露，11时左右办好住院手续，到下午1点多钟，医院才给小孩做了挂水消炎治疗。下午2点，医院给宝宝做了眼部CT，医生说没有多大问题，并说下班后会把资料和情况交代给晚上的值班医生。治疗期间，徐先生一家人一直企盼医生前来会诊，但直到晚上，也没有医生前来过问。

下午6点多，徐先生发现宝宝的眼睛肿得更大了，脸也肿了，就跑到值班医生毛某办公室找他，发现他正在忙着玩游戏。毛某称自己是值班医生，不是管床医生，小孩情况也不清楚，得等第二天管床医生过来再说。次日凌晨1点30分左右，宝宝哭得越发厉害。徐先生又先后两次找毛某。毛某生气地说：“晚上把我叫起来，我不要睡觉了吗?”

清晨5点多，宝宝几乎无力呻吟，呼吸也开始减弱。徐先生抱着宝宝冲出房间大声呼喊，并叫妻子赶快叫医生。“在这样危急的情况下，一名五官科女医生从值班室出来看了一下，又回房间去睡觉了。”徐先生说，妻子见到这样的情况，急忙追了进去，跪下来哀求那名医生，医生才出来，但还是不急不忙的，她焦急地再次在护士台旁跪下，大声哀求哭诉，这时那名五官科女医生才打了急救电话。在这之后，没七八分钟抢救医生就拎着急救箱赶来，迅速对宝宝实施抢救，但宝宝最终因抢救无效死亡。

一个生命的呼唤，为何竟然打动不了一名医生的心？值班医生又为何能对病危的孩子视若无睹，不顾患儿母亲的反复哀求，冷酷到底，自顾睡觉，甚至玩游戏？

11 月的冬天，孩子的死亡让所有人的心瞬间冷若冰霜。尽管最后，这名值班医生被吊销了医师执业证书，丢了饭碗，但是为何医院这个本应该充满希望、爱的生命港湾如今却被冷漠代替，这个问题让所有人不得不纳闷医生基本的救死扶伤的职业素质去哪了？

有这样“冷漠到底”的医生又怎么能避免来势汹汹的医患纠纷？而且类似的冷漠医生绝不止毛某一个。

在很多医生的眼中，病人就像一台老旧的机器，而非有血有肉有情感的生命体。有的医生除了例行的查房值班，从不会主动探视和关心病人。在他们的心中，当医生不再是一个崇高的事业，而只是一份普通的职业、一种谋生的手段。有的人甚至已经习惯于在“灰色地带”生存，对金钱的兴趣超过了对医学的兴趣，因而失去了对病人的基本尊重和同情。

然而，尊重患者，尊重患者的生命是医生的基本职业道德。我们并不奢望医生“把病人当亲人”，但是，如果一名医生连“把病人当病人”都做不到，那就真的不称职了。医生是一个良心职业，尽管辛苦、尽管患者有诸多不信任，但是千万不能因为见惯了“生、老、病、死”而产生漠视，因为送到你面前的不是别的，是一条生命。做好每一个诊断、每一次手术，提高自身的职业素质，这既是对生命的尊重，也是对医生这个崇高职业的敬畏。

所以，作为一名医生，要提高自己的职业素质，一定要摒弃和杜绝这种“冷漠症”，要激发自己的潜能，播撒自己的爱心，提高自己的医术，全心全意为病人着想，为病人服务，才能得到病人的尊重，也能真正构建起和谐的医患关系。

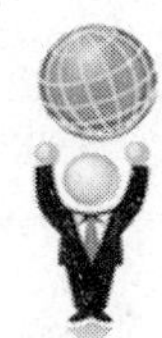

5. 过度依赖机器不如不断提升自己的医术

随着科学技术的迅猛发展,医疗器械如雨后春笋般出现,这无疑带动了医学的发展,在一定程度上减少了病人的痛苦。然而,为了追求经济利益,很多医院竞相购买高精尖设备,搞“军备竞赛”,导致检查过度,患者不堪重负。据中国医学装备协会对全国500家医院10种大型医疗设备的调查分析,CT、磁共振的使用率为40%,其中17%的CT检查没有必要,27%的核共振检查没有必要。更令国外同行惊讶的是,自2004年末64排CT首次在北美放射年会上亮相后,不到一年,仅北京就有15家医院引进了这一世界顶级设备。2005年,我国进口了600亿美元的医疗设备,大型医疗设备已占各大医院固定资产的60%以上。如此巨大的投资,只能靠多做检查才能收回成本。于是,很多医院就出现了“以械养医”的情况。

其实,最先进的不等于最适宜的。我国是一个发展中国家,国力尚不雄厚,百姓尚不富裕,盲目引进高端设备,既违背了医学规律,也浪费了医疗资源,于国于民都没有好处。我国著名医学家张孝骞曾指出:“国外的临床医学,带有一定程度的商业性质,病人进医院,不管需要不需要,先来一大套检查,其实这样做并不见得有什么好处。做各种技术检查,必须要有的放矢,无关的、过于复杂的测定反而容易把人的思想搞乱,且增加病人的负担和痛苦。”这种过度检查其实是给本来就不平静的医患关系又丢进了一块大石,激起更多的波浪。

2010年,河南发生一起病人猝死医院事件。一天早晨,孟先生感到胸闷疼痛，到南阳市第一人民医院就诊，医生开具了验血、彩超等几张检查单。妻子担心丈夫出现意外，询问医生能否先开点药服用，然后再做检查，医生告诉她“检查后再说”。11时30分，轮到孟先生做彩超了，医生却说下班了。于是，孟先生只好坐等。下午2时30分，孟先生猝死在彩超室门口，手里还攥着医生开的检查单。

一个鲜活的生命，就这样倒在冗长的检查路上。也许，这正是现代医学的悲哀。技术越来越发达，医学却越来越冷漠。医生过度依赖机器，而忘记了活生生的人。

面对这种不管是什么病，全都一套机械检查的情况，医学家裘法祖曾教诲年轻医生：“做一个好医生，除了医德，就是要有扎实的基本功。面对每一位病人，都要通过望、触、扣、听作出初步的诊断。”如果医生过度依赖高级设备，则会降低临床诊断能力，最终成为“机器的奴隶”。

就一名医者在没有好的医疗机械的情况下，依靠自己的专业知识，走街串巷，谱写了一个传奇。

来自山西侯马市马庄村卫生所的医生尤根英以实际行动展现了一名医者的职业素养，当年从卫校毕业后的她毅然回到家乡，为父老乡亲提供医疗服务。尤根英的父亲是一名老中医，在十里八乡都小有名气；大哥在天津空军医院就职，也是位专家。受父兄耳濡目染的影响，尤根英学医的悟性很高，加之她年轻好学、基础扎实，卫生所的前辈们很是欣赏，手把手地传她接生技术，教她内科、外科、儿科、妇科知识与经验。1978年7月至1979年7月，尤根英又在天津空军医院进修了一年，不断提高自己的医术，很快便成了一方知名的全科大夫。1982年，尤根英自己办起了一家卫生所，从此，不论白天黑夜，不论风霜雨雪，只要有病人的呼唤，有接生的需要，她就送医送药到家，田间地头，到处都闪现着她的身影。

38年来，尤根英踏遍了马庄村的每条小巷，硬是用脚走出了一幅“活地图”。谁家有病人，无论天多黑、路多滑，一个电话她都会及时赶到。如今，尤根英已近花甲之年，但她仍苦钻业务、救死扶伤，不断为这片土地奉献着自己的热血。

当代社会,医疗工作者最容易犯的错误就是在诊治过程中,将病人“物化”,只注重仪器检查、没有耐心倾听病人的主诉,治疗机械,治疗过程像流水线一样“呆板”,没有“因人而异”,对症下药。然而这个风潮是不对的,仪器只是医疗活动的辅助手段,有着重要的医学价值,而绝非起决定性作用。总之,一名医者最重要的还是自己不断提高自身的医术水平。

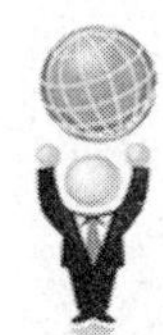

6. 精益求精,终身学习

作为医生,谁都想成为大师。但是,大师和匠人的区别,绝不仅仅体现在技术上,更体现在精神境界上。如果一名医生把医学当成了纯技术活,就注定只能是一名匠人,而无法成为大师。

我国著名医学家张孝骞一生都把自己当成小学生,用“戒、慎、恐、惧”四个字要求自己。他每诊断一例疾病,总要进行周密的观察,精密的检查,生怕不周全。他以“如临深渊,如履薄冰”的态度,反复推敲,尽量避免误诊和差错。他认为,这不仅是一个思维方法问题,更是对一个对病人有无感情的问题。据他的学生回忆,张孝骞到病房巡诊时,总是随身带着一个小记事本,上面写着病人的姓名、病历号、主要诊断和特殊病情。有时遇到一个疑难病例,他还会想起以前类似的病人,并记得大约在哪一年、哪个病房、哪个医生主治,甚至还翻出小本来查询参考。这就是一位医学大师的风范,善做“小事”,方成大师。

我国儿科医学开拓者之一的陈翠贞教授也是这样的一位大师。

陈教授是考取“庚子赔款”的第一批公费留美的女学生,1924年毕业于著名的约翰·霍普金斯大学医学院,获医学博士学位。回国后，尽管她的医教研和行政管理工作十分繁忙，但仍每天挤出三四个小时的业余时间学习。查房期间，她从不迟到，空闲时间也极少与人闲聊，而是抓紧时间阅读文献或伏案整理资料。新中国成立后，年过半百的她为了学习苏联的先进经验，坚持每天听半小时俄语电教广播，自学俄语达 4 年之久，能带领讲师、助教们翻译俄文小儿传染病教学课件。

据陈教授在重庆歌乐山医学院的学生回忆，自己每天傍晚返回宿舍时，都能看到老师在居住的平房前的园子里，坐在一把籐椅上，捧着书本，在落日的余晖下，聚精会神研读资料的情景。

陈教授不但重视医疗工作，而且很早就认为医护人员要走出医院大门去关心孩子的身心健康。1954 年，她在儿科医院建立独立的儿童保健科，除接受正常儿童系统监测和予以保健督促外，还轮流派医务人员走向社区开展儿童保健，如从新生儿入户访视开始，定期要求家长带孩子来儿保门诊随访等。几十年的追求换来了病人的赞誉和同行的肯定，她在医学的领域里淡然收获了成功与梦想。

很多时候，我们只看到石头变成了金子，却没看到石头是怎样变成金子的。一个能够称得上大师的人，他必须具有独立的思想和高度的社会责任感，具有渊博的专业知识和高尚的学术品格，这就是为什么有人觉得成功总是离自己那么远，羡慕他人之际唯有惘然惆怅。学无止境，这是亘古不变的真理，对于医生而言更应如此。现代科技的日新月异，在解决问题的同时也催生了更多的医学谜题，当病人把自己的生命交托给医生的时候，医患之间就产生了密不可分的联系。一场交流所获的心得，一次练习所增加的熟练度，这些看似微小的行为却能在危机时分挽救病人的性命，让更多需要的生命绽放光彩。

一座楼盖错了可以拆，一本书印错了可以毁，但是，唯独生命不可重来。一台手术做错了，往往无法挽回。因此，敬畏生命，精益求精，终身学习，应当成为所有从医者的“圣经”。

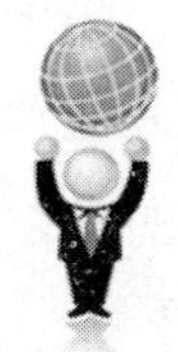

7.

不断进取，及时掌握先进医技医术

高超的医术犹如一种让人摆脱病魔的法术，魔棒伸过之处，病痛消失。毫无疑问，老百姓喜欢的便是具有这种医疗技能和“法术”的医生。作为医者，当然也是希望自己就是那个指挥魔法棒的人，魔棒挥过，留下一片赞叹声，真正的白衣天使的形象也随之形成。

因而，努力学习，不断进取，及时掌握世界上最先进的医技、医术，使自己能成为大师级的医生不仅是众多医生的理想，也是当今医患现实对医生的要求。因为只有成为一名医术高明的医生，才能真正成为一个受患者喜爱和欢迎的医生。

要说医术高手，我们不得不提及微创外科创始人毛国良。他说：“拥有先进的医学知识，救死扶伤，让更多的病人健康、幸福、快乐是我一生的追求！”医生面对着每个人最珍贵的健康，面对着属于每个人只有一次的生命以及一个家庭幸福的托付，责任之重不言而喻。

为了追求自己的理想，不断丰富自己的专业知识，不断突破，毛国良从医30多年来，自费订阅了大量的医学专业刊物。通过阅读研习，他总能及时了解国内外医学的新进展、新动态。每当外地有新技术、新器械问世，他那颗不断进取的心，总是在第一时间零距离地学习，不辞辛劳地到当地面对面进行探讨。这些还不足以证明他对医学的责任和狂热。除了不断进取，他还主动把更多更新的技术应用于临床，并将临床中的经验总结出来，这些医学论文先后在《天津医药》、《腹部外科杂志》、《中华临床新医学》等权威医学刊物上发表，不仅为自己形成了“学与做”的宝贵记录，又为他人提供了极为重要的参考资料。作为外科医生,毛国良时刻想着要为病人寻求痛苦少、效果好的治疗方法。为此,他积极引进新技术、开展新项目。终于经过他不断汲取知识和不懈的努力,引进了不开刀做手术的微创外科技术,率先开展了腹腔镜手术、胆道镜手术、小切口胆囊切除术等新技术。

这对病患者来说,无疑是带来了佳音,他对百姓的身体健康作出了突出的贡献。

一袭白色工作服,镇定自若,孜孜不倦,把医生这一神圣的形象淋漓尽致地描绘了出来。一位好医生,往往是从常年的临床经验以及不断地进修学习中磨炼出来的。我们这里要说的是另外一个白衣天使:他对病人诊察认真、思路清晰、解释耐心、语调稳重细致,有着温文尔雅的风范,更有医者悲天悯人的情怀。他就是郑州大学第一附属院内分泌科主任秦贵军。

医学的发展日新月异,如果不能及时跟上潮流就会落伍,所谓"不进则退"。当谈及钻研学习,翻阅大量的专业书籍、浏览最新学术动态、主持科里疑难病例大讨论……不断提高自己时,秦主任认为:"内分泌疾病十分复杂,医生只有不断学习,才能更好地为病人解决实际问题。"他还举了一个不孕症的发病原因的例子,他说:"不孕症有一部分是由于妇产科疾病所致,还有一部分则属于内分泌疾病所致。比如:有的不孕症是先天性染色体异常不分泌激素造成的;有的则是肾上腺或垂体肿瘤引起的;还有的是多囊卵巢综合征引起的雄性激素分泌过多导致的不孕。"

他除了在临床工作中不断积累经验之外,在科研方面也从来没有放松过对自己的严格要求。有一份明确的时间表,记录着他不断学习的过程:1999 年,他到湖南医科大学进修学习分子生物学理论,掌握了分子生物学的基本技术,为以后应用此技术开展科研工作奠定了良好的基础;2002 年到 2005 年期间,为了在内分泌科研领域有更深的造诣,他选择在重庆医科大学攻读博士学位;而在 2008 年 11 月至 2009 年 5 月,他以访问学者的身份到美国圣路易斯市的华盛顿大学医学院学习,这期间他抓住点滴时间学习专业英语和国外先进的医疗技术,回国后把学到的知识应用于临床和科研。

秦贵军不断地学习及努力让内分泌疾病的发病机制和治疗等方面的研究紧跟国际步伐变成现实，同时，他还申请承担了多项国家自然科学基金项目。他的奋斗历程书写着永不满足的进取精神；可以说他的精诚为医的博大情怀挽救了无数重危患者的生命。在“内分泌科”这个领域里勤恳钻研、孜孜不倦、不断进取，用奋斗之笔在医疗界写下了浓墨重彩的一页。

好的榜样不胜计数，或许每一个医者心中都会有一个自己的偶像。论语中有句话叫“见贤思齐”，意思是见到有人在某一方面有超过自己的长处和优点，就虚心请教，认真学习，想办法赶上他，和他达到同一水平。那么，我们每一个医者，对于医疗界的佼佼者们，都有必要向他们看齐，为了使老百姓减免痛苦的折磨，不断提升自己的医术。

当然，医学道路上不允许我们存在半点幻想，因为天才也并不是天生的，同样，妙手回春也不是一朝一夕就能练就的。荀子《劝学》中就告诉我们：“不积跬步，无以至千里；不积小流，无以成江海。”要想提高自己的实践技能，我们首先必须稳稳扎扎地把基础理论水平掌握好。因此，作为医生在平时在看专业书籍的时候，我们不应只盯着书里面的理论看，而应开拓自己的思维，结合病人出现的症状，领悟书中的精髓。只有这样，我们才能慢慢地在临床当中，得心应手，游刃有余。另外，作为占整个医疗过程70%的医技，我们不得不重视。因为如果不能掌握好，空有一肚子的理论知识，最多可以跑到医学院去教个学，无论如何也无法成为一名好医生。举一个很简单的例子，有一个病人到你处看病，你诊断出来他患的是尿潴留，如果你不会给病人导尿，那你也无法解决病人的痛苦！所以，只有努力学习，不断进取，及时掌握先进的医疗技术才能与时俱进，真正成为一个全能的医生，受到患者的尊敬。

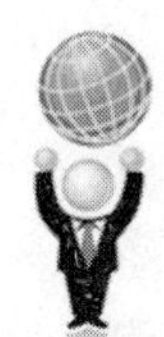

8.永不满足，勇于探求未知技术

医学是一个充满未知数的高风险行业。尽管人类在医学上取得了巨大进步，但由于医学的研究对象是人，而人体是世界上最复杂、最精密的机器，存在众多极端复杂性和未知数，仍具有局限性和风险性。尽管科技发展日新月异，但从总体上看，人类对疾病的认识和自身生命规律的认识还是非常有限的。在充满未知数和变数的医疗领域，还有许多疑问等待着医学精英去探讨，还有一大批疾病等待人去攻克，如癌症、高血压、风湿病、骨质增生、糖尿病等。即便是对于很多常见病，在治疗中也会因个体差异而发生意外，医生所能做的，就是控制其发展。

从宏观上讲，疾病是不可能被人类征服的，总有各种各样的疾病冒出，如被称为“超级癌症”和“世纪瘟疫” 的“艾滋病”，至今国际医学界还没有防治的有效药和疗法，在非洲大陆又出现了更加神秘、令人毛骨悚然的“埃博拉”瘟疫，在很多情况下，疾病的治疗效果和预后只是一个总体概率，医方难以向患者传递足够的、准确的医学信息，因此，有人形容现代医学是一门爬行的学科。正因为它发展缓慢，所以每一点点的前进都令人称道。

2003 年 7 月，人类历史上首例成人头部分离手术不幸失败，伊朗连体姐妹拉丹和拉蕾在 90 分钟内相继离世。“姐妹花”香消玉陨，留给世人的不仅是惋惜，还有对医学失败的思考。

拉丹和拉蕾是一对为人类医学进步而献身的姐妹，她们追求自由、敢于牺牲的精神光芒，如同不落的星辰，永远闪耀在天地之间。

作为连体姐妹，她们顽强地走过了 29 年的人生历程。为了摆脱痛苦，她们曾请求一位德国医生做手术，但这位医生以手术风险太大为由拒绝了。然而，姐妹俩并未就此放弃梦想，成为“自由人”的渴望超越了对死亡的恐惧。新加坡成功为一对连体婴儿做了分离手术的消息传出后，她们的心中再一次燃起了希望的火光。当医生告知她们，手术中两人死亡的可能性极高时，她们依然不改初衷，含笑走上了手术台。尽管手术失败了，但她们却用生命为后来者提供了宝贵的经验和教训。

在这次手术中，失败的医生不仅没有受到责备，反而赢得了极大的尊重。医生们怀着仁爱之心，不因可能出现的失败而退缩，尽心尽力挽救痛苦的生命。尽管他们失败了，但虽败犹荣。他们探索未知领域的勇气，值得人类永远铭记。医学是一个高风险的领域，因此，医学的进步离不开社会对失败的宽容。在一个充满宽容和理解的社会中，医学创新的步伐必然会加快，人类战胜疾病的希望必然会增加。

可以说，一部人类医学史，就是无数成功与失败交织的历史。纵观古今，每一点医学进步，无不是以鲜血和生命为代价。

作为医生，要有为科学、为患者献身的精神。一名医生如果不愿冒险，就只能成为“修机器”的匠人，而不能成为医学大师。医生的冒险精神不仅来自于对真理的追求，也来自于对患者的感情。人心都是肉长的，相信只要医生深怀仁爱之心，患者都是通情达理的。

但同时要注意医生是经过长期学习、培训并具有实践经验的专业人员，而不是胆大妄为、无知无畏的莽汉，我们说医生应当有“冒险精神”，不是说医生可以罔顾医学知识、无视基本操作规范而盲目冒险、大肆蛮干，而是说医生必须在尊重医学知识、遵守基本操作规范的前提下，特别要在尊重患者生命、以救治患者为唯一目的的前提下，敢于突破常规，临危处置，采取难以百分之百确定后果的诊疗措施。

事实上，医生拿患者做实验品，在患者身上进行医学实验和“医学冒险”，在中外医学界都并非极端个别的案例。几年前，山东某医院有一名未取得放射治疗执业资格证书的医生，未经患者同意，借手术之机偷偷在患者肠道内进行“核放射粒子”人体实验，造成十分严重的后果。湖南一名医生未经有关部门审批，将自己的两项专利(医疗器械和药品)在患者身上使用，拿患者做临床实验，最后这名医生也惨遭不幸，被一名绝望的病人杀害……

敬畏生命,是医生的第一品格。如果没有对人性的尊重,手术刀和屠宰刀没有任何区别。一名医学博士在为死者做完病理解剖后,面无表情,扬长而去。也许在找到死因这一点上,他是合格的医生;但他不为死者整理遗体的举动,则说明他的眼中只有“病”,没有“人”。虽然他面对的是一个死者,但死者同样需要被尊重。对待死者的态度,折射出对待生者的态度。真正的医生,是深怀悲天悯人之心的大善者。

总之,医学是一门不完美的科学,是一门向着完美前进、无限接近但永远达不到的科学。医学具有复杂性、不确定性、多变性,同一疾病的表现可能不同,不同疾病的初期表现亦有相同,尤其是一些疑难杂症更是扑朔迷离。即便是很多常见病,由于个体差异的存在,其结果也有难以预测的一面。但我们不能因为医生是一个绝对的高风险职业而停止探索的道路。因为医学又是一门探索科学,面对充满未知的世界,医生只有不断探索,才能获得新的认识。

第四章

存仁心、施仁爱：爱是构建医患和谐的关键音符

“医者父母心”，大爱仁心正是医护人员基本的职业要求，也是最高的职业境界。然而，随着社会观念的变化和各种潮流的冲击，医护这个原本闪耀着人性光芒、充满着爱和温暖的职业，而今却变得有些冰冷和漠然。这样的心态，这样的服务，当然不能得到患者的首肯，医患关系也就难以和谐。哲人说过：“爱是胜过世间一切的最好的药。”爱是构建和谐医患关系的关键音符。有爱、有真情，存仁心，施仁爱，用爱交流，微笑服务，细心呵护，医患关系还有什么不和谐的呢？

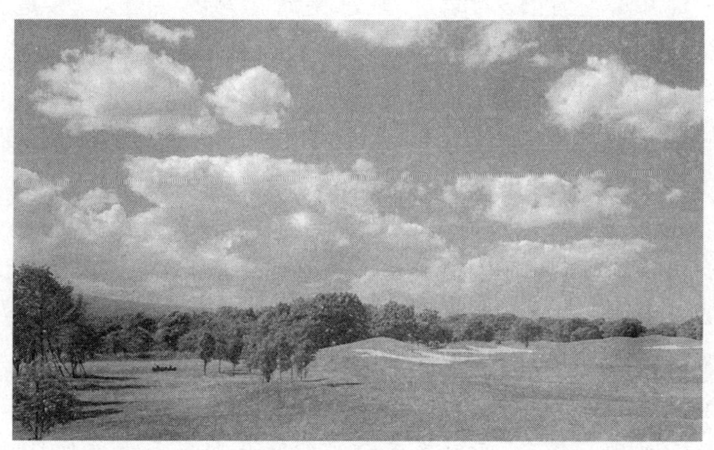

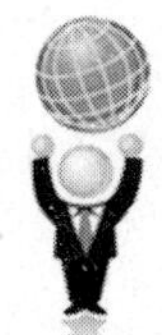

1. 医者父母心，爱是医患和谐的关键音符

有句话说得好：“医学是什么颜色的？是红色的，那是红十字的颜色，闪耀着人道主义的光芒；是绿色的，那是大自然的颜色，涌动着勃勃生机；是白色的，那是圣洁的颜色，给人以宁静和安详。”

患者来到医院，往往承受着肉体和精神的双重痛苦，他们需要得到更多的关怀和尊重，而作为医生，则掌握着丰富的专业知识，是病患们的希望所在，因此，医生的一言一行，尤其需要慎重。所谓“良言一句三冬暖，恶语伤人六月寒”，在我们平常所见的医患纠纷中，很多并不是因为医生的职业技术而产生的问题，而是由于冷漠的语言、恶劣的态度、毫不重视的行为等所引发的。

孟强军的爱人因心脏病复发，住进北京某医院ICU重症监护病房，众所周知这里本应24小时有医生护士监护，结果当晚并没有医生、护士在病房值班，甚至连基本的巡房都没有。次日家属前去探视时，发现病人的身体已经冰冷僵硬，瞳孔扩散，气息全无，而此时病房内依然没有医护人员。

无独有偶，河南一名6个月的婴儿因先天无肛住院，术后突然出现呼吸急促、体温升高等症状。患儿的父母连找了大夫四次，大夫都没当回事。结果，患儿很快停止呼吸，经抢救无效死亡，酿成了令人痛心的悲剧。

这样的案例我们在新闻报道中看到的不少，医生情感的缺失已经成为了一个不可忽视的大问题。面对患者的痛苦，很多医生的内心冰冷无情，麻木不仁者有之；对患者横眉冷对，不顾病情需要，过度检查，乱开处方者有之，哪种药品回扣高就开哪种药，令人不堪重负；端架子、耍脾气者有之，把手术台当成搞金钱交易的赌桌；看病时心不在焉，手机铃声不断者有之，说得眉飞色舞，完全没把病人放在心上；甚至有的医生在出现医疗差错时，绞尽脑汁欺骗患者，伪造病历……现代医学越来越发达，它本该是温暖的而充满着人性关怀的，但是，不少医生却把医学看成了纯粹依靠技术来维系的工具，忽视了患者在精神上的焦灼，不重视医患之间的心灵沟通，从而出现了医患矛盾。

医生和患者是同一个战壕的战友，他们有着共同的敌人——疾病，最好的医患关系只能保持良好的沟通，双方将心比心，学会换位思考，才会取得最好的效果。古往今来，无大爱，难以成大医。在治病的过程中，如果医生注入了真情，往往会产生神奇的力量。

北京协和医院郎景和教授年轻有过一段难忘的经历，当时他在西北医疗队工作，每天的工作就是背着药箱跟着大夫发药。有一天有个老太太来看病，说："大夫，我头不舒服，给我看看吧。"说完伸出手来让他号脉，这位大夫虽然是西医，但他还是把手搭在了老太太的脉上。当时，药箱基本空了，只剩下几粒仁丹，大夫就把仁丹给了她。第二天，老太太一见大夫就说："这药挺好，吃了挺清醒的，头也不疼了。"

这件事看起来有点匪夷所思，郎景和觉得真不可思议，就请教那位大夫，那位大夫说："老太太需要的就是医生对她的关注和关心，就是药物对她的病的作用。至于什么药并不重要，重要的是医生对她的心。"这句话一直影响着郎景和，他明白世间最好的药其实是"爱"。

是的，现在有很多患者对"医生"这个职业充满了敌意，在医患坚冰尚未消融的今天，医生的执业环境并不特别理想，很多医生也为此苦恼万分。但是"医生"是一个呵护脆弱生命的崇高职业，关爱病人，体现的不仅是医生的价值，也是医学的尊严。一位外国医学家说："医学不仅仅是装在瓶子里的药。"试着想想，当患者失眠或者抑郁时，仅靠一片药就能解决所有问题吗？显然，他必须得到心理、情感、社会等多方面的关怀。无论医学进步如何神奇，医生都需要主动走到病人的面前，付出真情，用爱交流，相信这样下去，无论是多么厚重的坚冰也会被融化。

在美国有一所得到过许多美誉的医院——梅奥医院，它原本是由一所诊所发展而来，由它制定而流行的许多医疗规范如今已成为世界医疗的标准和指南。这所医院有一个独特的规定：医生必须身穿正式西服上班。根据调查显示，多数病人不喜欢医生穿白大褂，而医院认为西装能给患者庄重、温情的印象，令人更加信赖。除此之外，医院所有的电脑屏幕保护都统一写着"关爱病人"，这一条也作为至高无上的行为准则而被严格地遵守着。梅奥医院非常大，差不多能占据这个城市中心的4/5，各栋楼之间都有地下通道或天桥相连。可是冬天即使下再大的雪，医院的人行道也从来没有出现过积雪和行人滑倒的状况，因为考虑到患者的健康，医院在人行道下边安上了地热系统。

在这所医院里，对病人的诊断及治疗通常都是整个医疗团队共同诊疗得出的观点。倘若来到这里，经常可以看到医生为病人让路开门、弯腰为行动不便的病人拾东西、与病人握手，亲切地交谈等等。医院有问事处，有钢琴，每天都可以欣赏到美妙的音乐。如果患者问路，每一位员工必须耐心解答，或把患者领到目的地，或领到问事处。当今有许多事情在变，如医疗技术、医疗水平等，但在梅奥医院有一个永远不变的信念，那就是"患者的需要第一"。

很多人都主张医学的局限性，的确，医生并不是万能的，尽管现代医学发展速度飞快，但在疾病面前，人类还是非常渺小，医生不但要在医术上追求完美，更要在人格上解剖自己、认识自己、征服自己，拿出勇气、面对现实、反躬自省，从冷漠中醒过神来，给予病人更多安慰和帮助，帮助他们树立起健康向上的美好心态。

因此，爱是医生的第一"处方"。

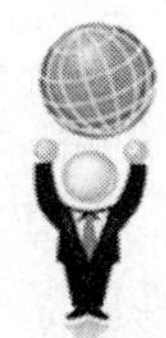

2. 构建和谐不仅仅需要妙手，更需要仁心

一个医术高超医技精湛的“妙手”医生，必然能更好地救人于危，妙手回春，使医患纠纷减少、医患关系和谐。但即使医术再高，手再“妙”，如果没有一颗全心全意为病患的“仁心”，医术再高也没有用，也难以得到患者的信任，也难以避免纠纷。

西安长安区农民周海元的小女儿出生了，而不幸的是，在生下宝宝后，周海元的妻子在等待医院输血两个小时后无果，最终因失血过多死亡。生产后产妇大出血，医生表示必须马上输血，要求家属办理输血手续，但是由于医院规定是510元钱，而家属身上只有500元，所以只能打电话找人送来。然而待家属交完钱后，院方表示，该院没有血库，必须到位于朱雀路上的西安市中心血站调血。一番折腾，两个小时过去了，闫翠花终因失血过多死亡。

针对这起事故，网民们愤怒地给了它一个讽刺的称号——“10元致死事件”，我们可以想象，要是周海元当初能及时交上那10元钱，是不是就不用面对无法承受之痛？可是即便如此，我们又怎么能保证不会出现第二个，第三个冰冷制度和沦丧医德下的牺牲者？显然，10元钱对医院构不成任何经济风险，而产后出血也不是什么疑难杂症，只要抢救及时，事故完全可以避免。然而这一起原来不该发生的悲剧无疑正是医德沦丧导致的令人发指的后果。医者仁心，而在这起事件中，我们甚至连一丝人性都难以寻觅更别说“仁心”了。

再没有比“草菅人命”更适合用来形容这起悲剧了，闫翠花简直就是在医院的极度麻木和冷漠中，在众目睽睽之下慢慢看着自己的生命之火一点点熄灭。

一个生命的诞生，所换来的代价却是另一个生命的逝去。这种至喜至悲之间的瞬间转换，无疑对周海元一家是无法承受之痛。10 元钱，在大城市甚至还买不了一份盒饭，而此时天平的另一端居然是一条鲜活的生命，我们无法唤醒已经逝去的病人，却可以让后者来不再重蹈覆辙。赔偿固然不可少，但对当事医院和相应责任人员的责任追究，却不能止步于赔偿。目前事件正在调查之中，但有一点可以肯定，没有人希望这起事件中的相关责任人员再去玷污“医生”这个神圣的职业。

所幸的是我们还是有非常多妙手仁心的医务人员。如著名妇产科专家林巧稚不仅医术精湛，而且十分关怀患者，除了行医看诊之外，还为患者掖被角，问冷暖，令许多患者终生感怀。是的，少数患者会对医生、对医院有过高的要求，令医务人员倍感压力，但我们不能因此而抛弃良知。有句俗话说得好，不要因为垃圾存在就去做苍蝇！医学是纯技术学科，也是一门以人为本的学科，如果没有对人的关怀，没有对患者的同情，医生就会沦为没有情感的机器，这不仅与医学的本质背道而驰，而且严重扭曲了医患关系。

这里有一个令人深深感动的故事，故事其实很简单，但正是因为它的简单，也许才更动人：

> 19 年前，河南农民李敬斋不幸患上股骨头坏死症。广州的老教授袁浩不但亲自主刀为他治病，还悄悄垫付医药费，买好火车票送他回家。19 年后，80 多岁的袁教授和太太都不幸中风。59 岁的李敬斋辞了工，和妻子一起照顾两位老人，像照顾亲生父母一样尽心尽力。
>
> “滴水之恩，当涌泉相报”，这并不是电影中的故事，而是实实在在地发生在我们的身边。在听惯了医患纠纷的今天，这段用彼此的爱心和真情搭建起来的爱的桥梁不由得让人心生敬意。审视当下的医患关系，关键是我们在心底是否对患者心存善心，对医生是否心存感激。
>
> 其实，19 年前的李敬斋夫妇，也曾经在手术前将身上所剩的 500 元生活费当“红包”悄悄地夹到袁教授的书里。没想到 3 天后，袁太太不但退回“红包”，还带上营养品出现在李敬斋的病床前。术后，袁教授还偷偷地为李敬斋垫付了手术所欠的 1000

多元医疗费，而在其后的19年中，两人一直保持联系，因为李敬斋家境贫穷，袁教授便从生活的各方面帮助李敬斋和他的孩子，相比较时下一些医生或暗示患者送"红包"，或冷冰冰地对待患者，手术后形同陌路。袁教授将医患之间的真情延续到现在，不得不说是一个良好的榜样。作为患者，李敬斋先是对医生心存感激，袁教授治好其病，感恩之心也是人之常情。难得的是，这种感恩之心一直伴随着其后的整个生活。而在得知袁教授夫妇都不幸中风后，李敬斋辞了工，和妻子一起照顾两位老人，这样的一幕实在是令人感动。

医疗改革并不是以牺牲医患关系为代价，尽管医疗改革一度呈现出市场化的倾向，但一个人作为"人类"的善心和患者的纯真的感恩之心，在任何时代都不应丢失。当下的医患关系，把紧张的原因推给医疗资源稀缺、把冲突归咎于此前偏离于公益化的医疗改革，看起来都是一种托词。我们的心底是否对患者心存善心，对医生是否心存感激？这种善心不一定非要像袁教授那样偷偷替患者垫付医疗费，这种感激也不一定非要像李敬斋那样辞工照顾医生。把治病救人当做快乐，把感恩图报当做做人准则，就已足够。

21世纪的医学走向轮廓已现：从"疾病医学"到"健康医学"、从重治疗到重预防、从对抗病原治疗到整体治疗、从对病灶的改善到重生态环境改善、从群体治疗到个体治疗、从生物治疗到身心综合治疗、从强调医生作用到强调病人的自我保健作用……其中的每一个转向都在提示我们的医务人员：你要做到"既懂病，又懂人"。

医学的发展动因，首先源于人类对生命的关爱。过去，我们常说：医生是一个高技术、高风险、高责任、高奉献的职业，而忽视了它的高情感。科学需要理性，不需要动情；而医学既需要理性，又需要动情。医生面对的是活生生的人，而人都是有感情的。患者到医院看病，本质上是寻求医生对生命健康的呵护。

也就是说，不论我们如何追求医术的完美，归根到底，治愈患者身心的最佳办法不仅需要我们的"妙手"，更需要我们的"仁心"。唯"妙手"能解病痛，唯"仁心"能慰心灵，有妙手也有仁心，那就是患者之福，医者之福，和谐之福了。

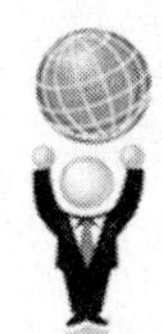

3.

为患者服务是医护人员的天职

30年前,美国精神医学教授恩格尔提出“生物—心理—社会”医学模式,对以还原论为主导的生物医学模式进行了批判性反思。生物医学模式培养的医生“只懂病,不懂人”,而新医学模式培养的医师则应是“既懂病,又懂人”。同样的病发生在不同社会地位、经济水平、家庭状况、心理性格等的人身上,会显示出不同的境况。

罗伊·伯特(Roy porter)在他的《剑桥医学史》中曾感叹:如果不坚持正确的医学目的,那“医学的成功可能正导致一个自己创造但又无法控制的怪物”。

2011年《天津工人报》、《天津晚报》等天津市各家新闻媒体,高度评价和赞赏朝鲜族骨科医生的高尚医德和高超医术。他就是天津市南开医院四十七岁的主任医师、骨科主任、医学博士朴哲。

“医生并不是任何人可以代替的职业。作为医生必须有对患者负责一辈子的觉悟,而且不能忘记自己是一个公人,也就是说从事公共事业的人。”他对医生工作如是说。他断言医生是公人,并认为自己存在的理由就是因为有患者……他始终努力成为不仅治疗患者的疾病,还能够抚慰患者心理的医生,他是一个天生的医生。

朴哲出生在汪清县蛤蟆塘乡一个有六个兄妹的家庭中,排行老五。他开始懂事时起,就一直梦想着长大成为一名骨科医生。因为比他大三岁的四姐身患严重的小儿麻痹症,行动不便,他经常陪伴和服侍在她身边。

四姐非常羡慕在外边玩耍的同龄孩子,偶尔自己也想出去玩,却因站不稳跌倒在地上哭得很伤心,幼小的他就立刻跑过去,握着四姐的手哭着劝慰四姐说:“姐,你别哭。我长大了一定要当骨科大夫,治好你的腿!”从此,他暗自下定决心一定要好好学习,将来当一名骨科医生。

1983年,他以优异成绩从延边一中毕业后,如愿以偿地考取北京医科大学临床医学系成为一名高才生。大学毕业后,他放弃原本可以分配到北京医科大学附属医院的机会,带着回家乡给那些像四姐一样受到病痛折磨的患者新希望的梦想,毅然决然地选择了吉林市中心医院骨科。

然而,现实与梦想的距离是那么的遥远。当时他还只不过是个新手,他很想学习很多技术,诊治很多患者,成为一名能够受到患者信赖的、有实力的骨科医生。但是日复一日,过了一年、两年……将近十年,他原来的梦想和美好远景逐渐褪色……直到有一瞬间,他突然发现自己变成机械式地诊治患者,并且缺乏自信地握着手术刀,从小为四姐梦想的希望和未来也变得淡漠。

“现在也不晚,我一定要重新学习。”2001年,三十六岁的他,毅然选择了赴日留学之路。

他留学的学校是在日本医学界以骨科著称的山形大学。当时,他是山形大学岁数最大的留学生,他对于比中国先进三十多年的日本医疗技术感到震撼。虽然一边打工,一边学习,但他还被称为当时在山形大学最努力学习的留学生。从留学第二年起,他发表具有影响力的医学论文,开始引起山形大学医学部的重视,成为获得医学部奖学金的第一个中国留学生,并于2006年获得了山形大学医学博士学位。攻读博士学位后,他跟着当时被日本堪称人工关节专家的导师,参与山形大学医学部附属医院的各种人工关节移植手术,还获得了医师资格证书。在日本留学的七年间,他发表了近20多篇论文,并参加各种人工关节置换术及翻修术600多例、膝关节镜手术150多例,得到了包括日本在内的世界各大医院高薪聘请的邀请。

在一次偶然的机会,我国著名医学大师、中国工程院院士吴咸中看到朴哲在日本发表的论文，对朴哲医学博士深感兴趣，在详细了解他的情况后，直接向日本打电话建议他能够到天津市南开医院工作。吴咸中院士出诊的天津市南开医院，也是我国以中西医结合著称的医院。

朴哲在大学时就对吴咸中院士的名望如雷贯耳，并梦想自己也能够成为跟他一样的医学工作者。受到吴咸中院士的邀请后，他抑制不住自己激动的心情。他很想在医德高尚、医术精湛的吴咸中院士的教导下实现自己的梦想。就这样，2007 年年末，他拒绝美国、日本方面提出的优越条件，毅然决然地回国到天津市南开医院担任了一名骨科主任。

八十高龄的吴咸中院士热情地接待刚刚来到天津的朴哲，并拿出 10 万元人民币作为他购置住房时贴补之用。面对像亲骨肉一样关心自己的吴咸中院士，朴哲眼含热泪暗自发誓一定不辜负院士的厚望，成为优秀的医学工作者。

"医生是因为有患者才能存在。不是因为有医生才有患者。当他们需要我的时候，我在他们身边是理所当然的事情。尤其是像我一样每天面对突发事故和行动不便患者的医生来说，更是如此。"

因为突然遭遇交通事故、工程事故被送到医院的患者，随着年纪的增长膝关节、脊椎出现问题疼痛难忍的患者，这些患者都害怕不能再像正常人一样行动而深陷恐惧之中。每当此时，朴哲在详细了解患者病情后，握着患者的手轻轻拍打着其后背，详细介绍手术和康复治疗过程，告诉他们一切都会好起来的。

每当听到医生一句和蔼可亲的话语，可以让患者摆脱恐惧感，在痛苦中抱着希望，忘掉恐惧的情形，朴哲就会深切地感到患者对医生的信赖是何等的重要。如果说在对患者治疗中最重要的是医务人员的实力，那么在其实力中患者对医生的信赖感占很大的比重。这就是朴哲主任的诊疗哲学。

为此，他向骨科全体医生和护士呼吁，通过"握着患者的手沟通的治疗法"，像家属一样跟患者谈话，给患者以信赖感。由他提倡的这一独特的治疗方法，目前已经在整个南开医院得到普及，强调在医院不仅治疗患者的疾病，而且还能够抚慰患者心理的诊疗才是最高医术。

朴哲说，作为优秀医生来说，准确的诊断和利落的手术固然重要，但应该经常在患者身边揣摩和同情患者的心理，对眼前患者的治疗竭尽全力。

所以，他向自己诊治的所有患者提供名片。理由很简单，因为名片上印有能够24小时联系的手机号码。他的手机总是为了患者24个小时开通……在天津市南开医院担任骨科主任以来的四年间，朴哲没有一天能够放心休息。他每天早出晚归，始终与患者在一起。

“为了成为好医生，我们要不断钻研手术方法，永远不能荒废医学，以免对自己失去信心。”这句话已经成了他的口头禅。一开始，原来就没有多少名气的南开医院骨科，自从在人工脊椎、膝关节置换术等各种人工关节置换术方面造诣颇深的朴哲来院后，开始逐渐有了名气，曾经在这里接受治疗的患者，都佩服医务工作者的医德和医术，慕名前来就诊的患者络绎不绝。

为了让更多来院就诊的患者对治疗有信心，他一有空就钻研美国、日本等发达国家新的诊治和康复医术，并随时传授所属部门医生，努力提高全体医务工作者的医疗水平。

他还从美国引进了世界最先进的AOT技术，即干细胞治疗骨伤骨病技术。通过培育骨科患者自体干细胞治疗各种骨病的这项技术，不仅减轻了患者的痛苦，而且治疗效果显著，为饱受骨科疾病折磨的患者带来了新的希望和福音。

随着朴哲声名远播，全国各地的患者蜂拥而至，常有患者家属手术前送红包，他都通过护士长退回。但往往病人家属还是不放心手术，又送，加倍送，朴哲就会笑着收下了。病人家属笑了，放心了。在手术成功后，病人康复回家时，朴哲都会如数送还红包。近四年来，他送还红包的次数竟达上百次。

“近年来，不少医生把自己的医术当做敛财的手段，使神圣的医生职业逐渐失去尊敬。有人说，别人的话可以相信，但是就不相信医生的话。”为此，他想让世人看到，这个世界上还有很多为患者服务和救济患者，并为没钱的人治病的好医生。

特别是骨科有很多是因突发事故送到医院的农民工。每当此时，他都首先急救患者，而后替患者垫付住院费。不久前，有一名农民工找到朴哲还给他5000元现金，激动得哽咽着连声道谢。原来，两年前，他遭遇交通事故接受治疗时，朴哲替他垫付了5000元治疗费。两年后才得到交通事故补偿的他，第一个想到的就是前来向朴主任道谢。

朴哲说，作为医生最大的成就感，就是成功地完成疑难病症患者的手术，并为贫困患者找回健康的自己。

"只要我的手能够承担手术，我就不会放弃手术；只要我的手不忘掉处方笺，我就会心甘情愿地继续做患者的帮手。"

朴哲说，为了解决医生的医德问题，我们医生需要做出"牺牲"。他用以身作则的行动告诫身边的医护人员，为患者服务就是义务，并以送还患者红包的行为和清廉人生，为医务工作者乃至社会做出了表率。

为患者服务是医护人员的天职，是医务人员的共同义务和天职，是医务人员所应共同遵守的道德原则，也是建立医务人员之间良好关系的思想基础，同时也是维护社会公益要求。

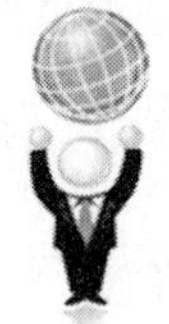

4. 全力救治病人是医者的本分

医生的天职是治病救人，救死扶伤。因而，全力救治病人是医者的本分。医者仁心，没有一个医生有想把病人治坏的主观意图；同样，病人在求医时也没有一个病人有要故意为难医生的主观意图。只要医生在救治中尽到自己的责任，全心全意为患者着想，即便出了什么意外也会得到患者及其家属的理解，不会影响到医患关系和谐的。

> 12月3日早晨6时许，暨南大学附属第一医院产科接收了一名29岁的临产孕妇阿芳（化名）。她原本是在天河区某医院待产，因胎心消失而被紧急转送过来。产科医生经过检查后，惊喜地发现胎心还是可以听到，说明胎儿还活着，不过状态不太好。医生结合B超检查的结果和阿芳下体不断有出血情况，判断她很可能出现了胎盘早剥，必须立即手术分娩。可是阿芳坚持要自己生。
>
> 医生们一边给阿芳和胎儿进行吸氧等治疗，一边不断地劝说阿芳和她的丈夫，可阿芳态度依然坚决。早上8时接班的两位产科主任听到这一情况后，直接到床前给这对夫妇做工作。这时，她们发现阿芳褥子上的血迹已达100毫升到200毫升。
>
> 李瑞满主任回忆，她们判断阿芳腹内很可能已经有较严重的内出血，情况危在旦夕。她们明确告诉阿芳夫妇，胎盘早剥意味着大出血，可能导致需要切除子宫，甚至危及母子生命。这时，阿芳的老公动摇了，同意手术，可阿芳还是坚持自己生。
>
> 医生们心急如焚。怎么办？怎么办！
>
> 产科主任紧急请示医院医务部，医务部蔡湛宇主任征求院领导意见后，果断做出决定，在产妇不同意的情况下，由家属签字、医务部签字同意后进行手术。他们的依据是生命权神圣不可侵犯，抢救病人为重。
>
> 有了这把“尚方宝剑”，阿芳被紧急送入手术室，这时已经到了早上8时30分。阿芳不肯配合麻醉，仍反复说着要自己生。李瑞满主任回忆：一切开腹腔，还没有切开子宫，就能看到里面全是血性腹水；切开子宫，里面的羊水都是红色，胎儿就泡在血水而非正常透明的羊水；胎儿取出后是个男婴，有6斤重，已出现严重窒息，口内也都是血水。当医生为阿芳清宫时，清出的血块和血水就有700多毫升。满满一盆端出来给家属看时，他们都连呼后怕。
>
> 为什么连命也不要，非要自己生？这时阿芳才道出隐情：她

已经生了一个女孩，以为这胎怀的还是女孩，想再生一个男孩。她担心，如果这次选择剖腹产，下次再怀孕间隔的时间就要延长。

阿芳的性命保住了，令人遗憾的是，她的儿子在出生几小时后因肺部严重出血离世了。医生初步分析，是因为胎盘早剥、大出血引起胎儿缺氧。

如果能再早一点手术，孩子就很有可能存活，参与抢救的医务人员感到非常遗憾："是啊，如果我们早点同意手术该多好啊。"阿芳的丈夫事后也理解了医务人员当初的苦苦相劝，惋惜之余也表示感激。

术后，蔡湛宇主任说，其实他代表医务部和医院签字同意手术的一刹那，就意味着医院可能要承担着一定的法律风险和道德风险，病人随时可能把他们告上法庭。促使他们敢于做出这样的决定的，还是基于把病人的生命权放在第一位的考虑。

也许，很多医护人员在看了这则例子以后，会感慨，内心会充满矛盾和苦闷。在这医患纠纷严重的当下，做手术意味着冒风险，由于医学的局限性，任何治疗方案都不会尽善尽美，总是有利有弊，而他们既希望治病救人，又害怕患者无理取闹，使本来单纯的医学问题，最终上升为法律纠纷。于是，"两害相权取其轻"，很多医生只能选择避其锋芒，选择"无为而治"，宁可无所作为，也不愿官司缠身。

因此，当今社会，听到最多的事情是医生拒收病人，听到最多的说法则是：很多医生"带着钢盔开着坦克"行医，自我防护意识越来越强，不愿再做有风险的手术。

根据医学调查，过去，在危重病人面前，只要有1%的希望，医生就会尽100%的努力。而在今天，病人即便有90%的希望，医生也会犹豫不决。

医生不愿再冒险，这是医学的悲哀，也是患者的不幸。一代名医张孝骞曾用"如临深渊，如履薄冰"来形容从医的谨慎。但是这并不代表医生越来越过度防卫，如该做的手术不做了，该冒的风险不冒了，该创新的不创新了。这种不求有功，但求无过，宁愿做"太平医生"的信号是非常危险的，最终带来的结果不仅仅是病患得不到医治，更会影响到医生的形象，影响到医学的发展甚至是医护整个行业的坍塌。所以,作为医护人员,任何时候都不能忘记治病救人是自己的本分,是义不容辞的责任,更是必须完成的使命!不论风险有多大,承担的结果有多严重,也不能推脱这份责任,不能逃避这份使命。因为,治病救人就是一个医生的本分!

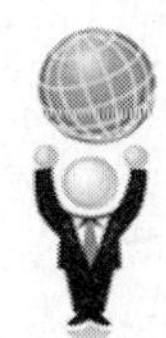

5. 患者至上,以病人为中心,关怀爱护病人

在医患紧张,暴力冲突频发的今天,真正秉持医者仁心、真正以大仁大爱对待患者的医生,真正以病人为中心、崇尚患者至上的医护人员,依然是人们尊敬和景仰的医生,依然是人们心中最美的天使。

2012年5月4日,湖南省株洲市第二人民医院内,一名护士突然遭到失去理智的患者殴打,晕倒在地,头部和肘部多处受伤。醒来的瞬间,发现患者正在跳楼,护士奔上前去,死死抓住已经跳出窗外的患者衣服……头破血流的护士挽救了一条生命。

这名护士便是24岁的“最美护士”——何遥。

何遥头上缝了4针,打着绷带,正躺在株洲市第二人民医院的病床上。她说:“我当时没想太多,心里只有一个念头,这是一条命,即使他伤害了我,我也要救,哪怕是被他拖下去,我也不能松手。”

5月1日13时,株洲市二医院普外科15号病房,何遥第3次到病房巡视。

这里住着一位80岁的患者杨大爷。杨大爷因为胃穿孔做了手术,但情绪很不稳定,害怕生人,对陪护的亲人表示,怀疑有人害他。何遥一直细心照料杨大爷。这天,杨大爷的亲人出去吃午饭,何遥特地加强了对杨大爷的巡视。

何遥发现,杨大爷的氧气管已经脱落,就上前为他接上。杨大爷突然变得不认识何遥,拒绝接,还要去拔胃管。何遥上前阻止,不料被杨大爷踹了一脚。

何遥赶紧到办公室打电话,通知杨大爷的家属赶紧过来。当她再次返回病室,发现杨大爷已经拔掉身上所有导管,还拔出了病床的金属护栏,把纱窗打烂。

看到何遥进来,杨大爷手持金属护栏气势汹汹站在病床上。何遥上前劝说,不料,杨大爷挥起床栏打过来,打中何遥头部。何遥想抢下床栏,杨大爷又狠狠地击中何遥后脑勺,何遥被打昏倒地。

何遥苏醒过来,感觉头上和鼻孔里有东西流出来。这时,杨大爷再次向她攻击,她再次昏了过去。此时,门外一位陪护人看见了这一幕,大喊:"有人打人!"

何遥迷糊中再次醒来,睁开眼睛,发现杨大爷已经坐在窗户上,准备跳楼。何遥一下子就站起来,向窗户冲去。

在杨大爷跳出窗外的一瞬间,何遥脚到手到,一把抓住了杨大爷的衣服。

杨大爷身体悬空,连接他与生命的就是一双手——何遥的手。

此时,鲜血正从何遥的头部、鼻孔和肘部流出,模糊了何遥的视线,染红了她洁白的护士服。

何遥后来说道:"我一边喊:来人啊,来人啊!一边想,不能松手,不能松手,我抓住的是一条命啊!"

当有人问道:"你体重只有48公斤,杨大爷有65公斤。你怎么有那么大的力气抓住他啊?"

何遥说:"是啊,我平时连提一桶水也感觉费劲,这个时候,我怎么能够抓住这么重的杨大爷呢?我自己也想不通,是不是人在关键时候,就有一种特别的潜力啊?"

"你坚持了多久?"

何遥说:"还真不知道,也许是60秒,也许不止。这是我一辈子感觉最长的时刻。"

门外的陪护人听到了何遥的呼喊,赶紧冲进来,一把抓住了杨大爷的手臂。

又有陪护人和医生跑进来,大家一起把杨大爷拉了上来。

杨大爷的儿媳妇龚菊兰对记者说:"我公公最近有些反常,总是不让我们离开身边,只要我们一离开,他就说有人要害他。那天,公公已经失去理智,想不到一顿饭的时间,就发生了这样的事情。何遥护士在自己被打昏醒来的时候,看到我公公要跳楼,她条件反射一样就去救人,这种条件反射让我们敬佩。如果不是平时的教育好,不是平时的表现好,就不会有这样的条件反射啊!"

龚菊兰说:"为了我公公,何遥被打成那样,我们家属很痛心,也很内疚。我们不知道怎样才能表示我们的谢意。我们给何遥一点经济补偿,也被她拒绝了。"

何遥的爸爸何建国是武汉钢铁公司的工人,妈妈是家庭妇女。何遥大学毕业后当护士,爸爸送她八个字:"勤劳做事,诚意待人。"

杨大爷的家属拿出2万多元钱给何遥的父母作为补偿。何遥父母与何遥一商量,这个补偿不能要。一来,这次事件不是医疗纠纷,是意外事故,不需要讨个说法。二来,他们了解到,杨大爷一家也不富裕。杨大爷的家属执意要给,何遥一家执意不肯收。怎么办呢?

医院党委书记汤世晶打了个圆场:何遥收下这份心意,然后转给杨大爷作住院费用。

汤世晶说:"这又是让人感动的一幕。在医疗纠纷不断的今天,何遥与杨大爷的故事,何遥父母与杨大爷家属的故事,给我们一种启示:爱的力量是无敌的,也给我们医生和护士一个鼓舞:我们是天使!"

哲学家康德曾经说过:有两个事物使我心中不断充满惊奇和敬畏,这就是我头上的星空和心中的道德律令。

年轻的何遥，她心中的道德准则是淳朴自然的，同时又是坚不可摧的，不以他人他事为转移。当面对杨大爷处在危险的时候，她不顾自己的生命，不顾头部、鼻孔、手肘还在不停地流血，不顾杨大爷曾经对她拳打脚踢，毅然地抓住了杨大爷的衣服。在她那颗年轻的心中，一直深埋着救死扶伤、患者至上，以病人为中心，关怀爱护病人的信念，并在关键时刻迸发出来，表现得无比坚定，激发了何遥这个平时连提一桶水都感觉费劲的姑娘内心强大的力量，使她抓住了体重为 65 公斤的患者，且坚持了 60 秒之久。

维护病人利益即“病人利益至上”，是医务人员的共同义务和天职，是所有医务人员所应共同遵守的道德原则，也是建立医务人员之间良好关系的思想基础，同时也是维护社会公益要求。

因此，作为合格的医护人员，需要这种信念，需要心存一片大爱。也许，你所医护的病人的情绪状况、性格脾气、文化修养都不一样，他们对于病症的表达可能是清楚的也可能是含糊的，他们对医护人员的态度可能是礼貌谦和的也可能是急躁无理的。但无论如何，对于病人或其家属是需要帮助的对象，医护人员应该有一颗宽容的心，将救死扶伤看做高于一切的道德准则，始终怀着患者至上，以病人为中心，关怀爱护病人的信念。

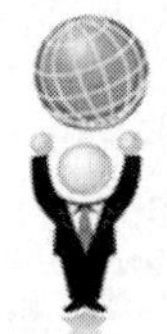

6. 细心呵护，急病人之所急，想病人之所想

医者仁心，以博爱之心对待患者，为患者排忧解难，急病人之所急，想病人之所想，全心全意为病人服务，正是医护人员的大爱，也是救死扶伤的本分。

每周三的下午，对于北京胸科医院“胸心港湾”的患者和家属来说，都是一个特别的时间段。他们早早来到布置得像咖啡厅的宣教室,准备聆听或提问。对他们来说,这样的机会实属难得:从住院期间的检查、用药、疾病进展,到生活护理、心理疏导等,“胸心港湾”的医生和护士都会耐心地一一讲解。在这样的情境下,患者和家属了解了很多自己不知道而又非常想知道的内容。就像肺癌晚期患者张先生曾说的那样,“这里是心灵停靠的港湾”。

38岁的张先生因肺癌脑转移和骨转移,在近两年的时间里先后9次住院,接受了10余个疗程的化疗,被病痛和化疗反应折磨得少言寡语、面无笑容。刚住到北京胸科医院综合科病房时,他不愿回答医护人员的询问,终日里也不与病友交谈。这被“胸心港湾”的医护人员看在眼里。得知张先生的生日临近,一个小小的计划出炉了:当天,医护人员给张先生送上香甜可口的生日蛋糕和旋律优美的音乐盒。伴随着“祝你生日快乐”的音乐声响起,张先生闭上眼睛许下了自己的心愿。蜡烛吹灭后,在场的医护人员总算在他脸上看到了久违的微笑。看到儿子的笑容,张先生的母亲激动得潸然泪下。老人紧紧握着综合科主任李宝兰的手,半天都说不出话来。

在医护人员的真诚关爱下,张先生的生活态度转变了。他不再悲观,在积极配合治疗之余还走出病房,用自己的亲身感受影响周围的病友。在生命的最后一刻,张先生与朝夕相处数月的医护人员一一握手告别,然后平静地离开了这个世界。张先生的去世并没有让年迈的父母痛不欲生,他们也平静地接受了现实,并对医护人员说:“谢谢你们让孩子有尊严地走完了最后一程!”

“月亮姐姐”是病人对综合科护士长冯月亮的爱称。她在综合科工作了3年,见过了太多的绝望眼神,太多的悲欢离合。可就在这生命的聚聚散散、悲悲喜喜中,她也捕捉到了职业的真谛。

2009年,病房住进来一位小细胞肺癌患者,大家都尊称他为崔老。崔老是个很和蔼的人,不管什么时候见到他总笑眯眯的。崔老的血管条件很不好,每次输液都得扎几针才能成功。但他从来不发火,也从来没有因为给他扎针的是年轻护士而抱怨。后来,崔老的癌细胞转移到了脑组织,最严重的时候都不能走路了。经过一段时间的治疗，他的症状有所好转，便开始自行锻炼，每天扶着病室的墙，一步一步艰难挪动。每当月亮想要扶他一把时，他总是说："不能总靠你们帮我，你们也很忙。照顾那么多病人，很累吧？"

有一天月亮值夜班，与崔老同病室的患者突然跑来说："护士，快！"月亮跑到病房，看见崔老口吐白沫，嘴唇青紫，眼球上翻，还抽搐着。她疾步上前，想给崔老加上床挡，没想到崔老突然死死攥住了月亮的手。此时，这名年轻的护士长没有惊慌，也紧紧握着病人的手。抢救没能持续几分钟，崔老便去世了，但他去世时很安详。月亮说："我想用我的手把温暖传递给他，让他感到安宁，内心不再恐慌。只是我没有想到自己一个如此小的动作，能给患者这样大的安慰。"自从那一次后，每当遇到有患者离去，月亮都会尽最大的努力去帮助他们。在与病人的零距离接触中，月亮收获了心灵的丰满："我终于明白，在先进的仪器和药物都不能提供生命支持的时候，紧紧握住病人的手就是对生命最好的支持。"

"胸心港湾"的医护人员那颗心不仅敏感，而且细腻。他们发现，从 2007 年 9 月到 2009 年 9 月收治的 6922 名肿瘤确诊化疗患者中，约有 90%存在着心理问题，且直接影响了治疗效果；个别患者不堪病痛折磨甚至产生了轻生的想法。查阅相关资料，有学者认为几乎 90%的癌症患者遭受抑郁症的长期折磨，且抑郁症可以抑制机体免疫功能，增加疼痛敏感性，使生存期减少 10%～20%，甚至有些肿瘤患者的直接死亡原因可能不是肿瘤而是抑郁症。医护人员意识到自己不仅要为患者解除或缓解病痛，更应该关注他们的心理健康，帮助他们重建生活的信心，使患者感受到这里就是他们最安全的依靠。

2009 年 10 月，北京胸科医院"胸心港湾"正式挂牌，特色化品牌服务在综合科全面铺开。在综合科主任李宝兰的带动下，他们提出了"变同情为共情，用真心与您沟通，以心灵温暖心灵，让我们一路同行"的服务理念。

至今，"胸心港湾"共收治肿瘤确诊化疗患者 1886 名，利用会谈室一对一疏导506人次，宣教厅团体宣教1002人次。他们的努力也得到了患者和家属的肯定，每周都有患者把表达谢意与敬意的文字张贴出来。“更重要的是，我们在工作中感受到了给予所带来的快乐。这不是吃一顿美食和穿一件漂亮衣裳所能替代的。”冯月亮说。

细心呵护，急病人之所急，想病人之所想，用自己的心灵去触碰、温暖患者的心灵，长此以往，相信医患关系不再是问题。

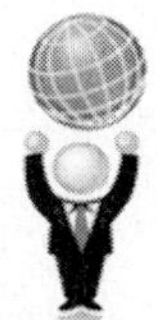

7. 无微不至，做好每一个细节

生活中最令人感觉难以忍受的往往不是远处等待攀登的高山，而是时时刻刻都存在于鞋里的一粒小石子，如不及时处理，就会带来长久无法消弭的痛苦。医疗活动中的细微过错也正像是这样的小石子，必须在细微时处理好。越是细节越需要用心，越是小事越需要重视，因为很多过错都包裹在小事之中，隐藏在细节之中，甚至很多事故的发生都是因为小事。

这是前些年发生在某家市级儿童医院中的事故。因家中急用，一名护士利用值夜班时间，用盐水瓶灌了一瓶酒精藏于桌下角落，而下班时又忘记带走，适逢第二天大扫除，第二名护士发现桌下一瓶液体顺手放到桌上，第三名护士直接把其归放治疗台，而第四名护士似乎顺理成章地给病人输入，就这样一条幼小的生命消失了……当公安机关的拘留证摆在她们面前时，她们都觉得自己并没有什么大错，谁都觉得自己犯的错不足以去承担这份沉重的责任，第一名护士说我只不过想带瓶酒精回家，谁能想到竟会酿成这样的大错！第二名护士说我只不过把一瓶液体放在桌上，谁又能想到它竟然成为输液的液体！第三名护士说我只不过在履行我的职责，把物品归类放置，这难道也有错吗？第四名护士说：我更冤了，我怎么会想到那竟然是一瓶酒精呢？那试问，如果其中的一个护士严格执行了护理操作规程，做好了“三查七对”，如果每一个护士多那么一点细心和疑问，这样的事情还会发生吗？现在谁来给这年轻的生命一个逝去的理由？谁来给他的亲人一个交代？

可见细节确实非常重要。不注意细节，就免不了会发生事故。一发生事故，医患纠纷就不可避免。细节反倒成为了串起医患的关键因素。

事实上正是如此。在很多时候，医患之间和谐不和谐，关键不在什么重大事件而在于细节上。越是细微之处，越能体现出医方的无微不至，体现出医护人员的大爱仁心。很多时候，一杯热水、一句询问，一个握手或是轻轻拉上被子，就足以让医患之间充满热情和善意，使医患关系水乳交融，如鱼水深情。

有一位妇产科医生，办公桌上总放着一个计算器，为的是给病人算怎样省钱，只要有便宜的药，就绝不用贵的；农村患者做手术，她总是让她们在门诊做完检查后再住院，以缩短住院时间。这位医生行医 25 年，没有发生一起投诉纠纷。

还有一位医生在寒冬腊月的夜晚紧急出诊做剖宫产手术，为了病人安全，她坚持在冰冷的消毒液中严格泡手消毒，诱发了胃病，疼得冷汗直冒，但她坚持做完手术。随后的几天，她一边打吊针，一边写病历，一直没有休息。一天下班时，这位医生在办公室门口看到一大袋病人送来的水果和营养品，那一刻，她忍不住流下了欣慰的泪水。

一位儿科病房护士，经常收到患儿家长的感谢信。问其缘由，一位家长说：“这名护士不论对谁都甜甜地微笑，特别是给孩子打针换药时，她总是轻轻地哄着孩子，特别有爱心！”

这些事例都真真切切地发生在我们每一天的医护工作中，它体现出一种和谐的医患关系。什么样的医患关系和谐？是医护人员发自肺腑的关怀与病患深切的信任，是医护人员不计得失的奉献与患者及家属铭记在心的感谢。只要我们医护人员全心全意对待患者，从细节中、小事中，为患者着想，为患者服务，就足以建立这样水乳交融的良好关系。

相反，许多医疗纠纷的起因也源于服务细节，如医务人员发药，不是将药递给病人，而是扔出窗口；给病人做检查态度生硬不考虑病人的感受；做手术时说一些与工作无关的闲话等。这些细节传递给病人的感受是什么？是医务人员对他的漠视。当患者感到自己的尊严和权利没有得到足够的尊重时，医患冲突的火苗就被点燃了。

因此，要改善医患关系，还需要从我们自身做起，从细节做起，学会换位思考，注重服务细节，让患者从服务细节中体会医者对他们真诚的关心和爱，促使医患关系改善。

那么，我们该如何从细节上制胜，无微不至地做好每一个服务的细节呢？2012 年 2 月《南方周末》上有一篇文章说到台湾医院里“感动患者的十大细节”，或许能给我们一些启示：

细节一，每一张病床都配备一张椅子，方便家属陪护，椅子到晚上一拉开，就变成一张床。既然医院的护理达不到取代家属陪护的水平，为什么医院不想方设法来解决家属每一个晚上都要遭遇的麻烦呢？坐着熬夜的家属会产生多少怨气？躺在陪护床的家属会减少多少不满啊！

细节二，每次点滴，护士都当你面进行配置，让你放心，不会把别人的药注射到你的身上。而其他医院都是护士在操作室把所有病人的点滴配置好，再一一分配到每一个病床。

细节三，B 超做完后，居然是护士帮我擦掉那些黏糊糊的润滑剂。而在其他三甲医院参加过高规格待遇的体检，医生最多也只是用眼神指点你哪个地方有纸，润滑剂你得自己擦。

细节四，给老人家量血压卷起的袖子，护士一定会帮他再放下来。

细节五，住院如需要到其他区域做检查，护士会帮你联系并陪同你到检查科室，完毕后再护送你回来。

细节六，病房的卫生间有一个拉绳，那是紧急呼救绳。为什么不设计为按钮？因为真正出现危险，病人往往是按不到按钮的。

细节七，住院要填一个病人信息公开表，如果你不同意，任何人无法打听到你在哪个病床。

细节八，医院设计的病床，患者可以手控调整多个部位的高低。每一个病床都有一个单独的帷幔，医生护士操作时，别人看不到你的隐私。

细节九，医生看病时，都有一个护士帮助做填表和联系等工作，最大限度地减少医生的事务性工作，让他的专业最充分地发挥，也减少了病人的等候时间。

细节十，医院广播有闽南语，方便不懂普通话的乡亲。

医疗纠纷的成因很多有医疗技术上的原因，有患者和社会的因素，但更多的是服务方面的因素。只有医院不断提高服务质量和服务水平，无微不至地做好每一个细节，才能够减少医疗纠纷的发生。细节决定成败，也成就完美，只有完善的细节和真诚的服务才能赢得患者及家属的满意，从而建立起真正和谐的医患关系。

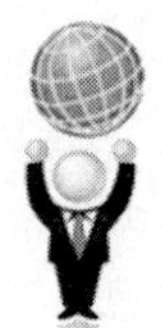

8.

微笑服务，用爱传递温暖

微笑是人际交往的通行证，是表达感情、传递感情的最好方式。不论在任何地方，以微笑示人和看到别人的微笑，都是最好的交际方式，甚至都不必运用语言，就能达到心灵上的沟通，拉近彼此的距离，增进彼此的感情，使人从陌生到熟悉，从路人到朋友。可见，微笑是沟通心灵的灵丹妙药。

在构建和谐医患关系上，微笑也是最好的媒介。医生和患者之间的关系是一个人一个人去完成的，接待每一个病人都面带微笑，很多患者都称感觉非常好,所以“微笑服务”是促进医患关系的良方。

半个月前,李玉丽生了一场大病,被送进了县城的中心医院住院。但是,住了不到三天,李玉丽便坚决办理了出院手续,转到了县城另一家小医院住院。李玉丽的朋友问其为什么舍弃中心医院而到小医院的原因。李玉丽气呼呼地说,原先住的那家中心医院,尽管规模挺大,但是医护人员个个板着面孔,好像欠他多还他少一样,向他们询问病情时,不是凶巴巴的用眼瞪着你,就是一副爱理不理的样子,有的还冷眼相看,一副蔑视的神态,在那家医院待了三天,真好像住了一年半载似的。所以,就趁早“逃”了出来,到现在这家医院住院了。

埋怨完之后,李玉丽还告诉朋友,这家小医院虽然医疗设备、居住环境等比起那家大医院差了许多,但这里的医护人员的服务态度倒是蛮不错的,在这里住院心里舒坦多了。

在医疗设备、居住环境等等方面都远胜小医院的中心医院,却因为里面的医护人员的笑容而被舍弃,这不禁让人感慨微笑服务的重要性。

微笑的普通含义是接纳对方、热情友善。而对于医院来说,微笑的含义是对病人的诚意和爱心。可以说,微笑服务是满足病人精神需求的重要方式之一。因此,对医护人员而言,微笑服务不仅是自身较高文化素质和礼貌修养的体现,也是对病人的尊重与热情的体现。更重要的是微笑后面表达的是医护人员对患者无尽的爱。用微笑传达的不仅是尊重和热情,还有深深的爱与温暖,这才是最打动人心的。

素素是深圳的一家医院里的普通护士。在工作的两年多的时间里,素素一心扑在工作上,用自己勤勤恳恳、任劳任怨、不怕吃苦、热心真诚为患者服务的工作态度和行动赢得了医院护理部领导的认可以及患者的好评。

一次,她所在的病区里接收了一名结核病气管切开的病人。为了保证患者呼吸道的通畅,素素和其他的护理人员必须每天为他多次吸痰。一天,素素像往常一样,准备帮他清理气管中的分泌物。突然,病人呛咳了一下,气管套管内的分泌物喷了素素一脸。当时,病人的痰液检查为四个加号,也就是说,痰液的传染性非常强。病人见状一脸愧疚,家属也急忙道歉。可素素却微笑着说:“没关系,我待会儿出去清洗一下就好了。”

泌尿外科有位70多岁的李老伯,每次给他做各项操作时都很难沟通,让人很棘手,都不愿去给他做治疗。后来,护士长就让素素负责这个病人。记得有一次,拔针后他自己因为没有按压好而手背,起了鸡蛋大的血肿,他举着带有血肿的手臂到护士站找到护士长要求对他负责,护士长答应说给他开“喜疗妥”外涂就没事了,可李老伯却说血肿是因为素素技术不精湛造成的,药费应该素素来付。为此,素素委屈地大哭了一场。

后来,在交往中,素素慢慢了解到李老伯是退休干部,儿女都在国外工作,老伴又去世了,长期一个人独处的生活让他害怕孤独和寂寞,看着隔壁病友每天都有儿女和孙子来探望陪伴聊天,而他却没有一个家属来探望,老年人内心的孤独和寂寞造就了他抵触的心理,于是,素素每次去给阿伯做各项治疗时都会微笑着陪阿伯聊天,并安慰他说:“阿伯,其实你并不孤独,病房有其他病友你们可以互相聊天啊,我们医护人员有空也可以陪你啊!”功夫不负有心人,通过一次又一次的沟通,阿伯脸上逐渐露出了开心的笑容,人也精神多了,很快就出院了。

出院前,李老伯拉着素素的手泪流满脸地说:“谢谢你,忍受我的坏脾气,你对我真是比亲人还要亲!”

后来,素素转到了心儿科监护病房。在那里,有个10岁的小男孩因为先天性心脏病单心房单心室而导致全身浮肿,大面积皮肤溃烂,腰背颈疼痛病情严重而转到监护病房。监护病房是不允许家属陪伴的。小男孩一个人躺在病床上不停地呼叫“妈妈,我要妈妈!”很多护士都去安抚他,要他不要哭,会吵着其他小孩的,可是任凭护士们怎么说他就是不听,一直在那里声嘶力竭地哭喊着。

素素来到他床边,微笑着像姐姐对待亲弟弟一样亲切地对他说:“小弟弟,你妈妈出去给你买东西了,乖,不要哭了好不好,你妈妈一会儿就回来了,你这么急着要妈妈做什么啊?”

“我好痛啊。”小弟弟痛苦地说道,可他又无法用言语表达自己的痛处。于是,素素就在床边一直陪着他,问他上几年级,学习成绩怎么样啊,喜欢吃什么啊?微笑和语言沟通逐渐拉近两人之间的距离,他对素素产生了信任,渐渐地也就不再哭喊了,告诉了一系列的答案,以及疼痛的具体位置,找妈妈是要妈妈帮他捶背按摩疼痛就会好点。听了他的话后,素素一边帮他按摩一边给他讲故事陪他聊天。小男孩停止了哭泣,听着素素的故事嘴角也露出了一丝笑容,并积极接受各项治疗,在监护病房渡过了危险期,转回普通病房。

微笑是一门艺术,是人际交往中最富有吸引力、最有价值的面部表情,是打开心灵之门的钥匙,是打开人类心扉的世界通用语。同时,它也表现了一个人的修养,没有人会拒绝微笑。而且,据媒体报道,前不久,北京市卫生局在全市医务行业中开展了"诚信微笑,优质服务"的活动,旨在医务工作者中树立"患者是老师"、"感谢患者信任"的理念,并在首都20万医护工作者中弘扬爱心、耐心、细心、责任心,倡导他们尊重生命、感谢患者。

所以,作为医护人员的我们,在面对我们的患者时更应该多一点微笑,多一点交流沟通,用微笑架起医患间沟通的桥梁,用微笑传递爱和温暖让医疗服务中的微笑之花开满第一位患者的心头,相信微笑也会让你更加方便自如地处理医患之间的工作。

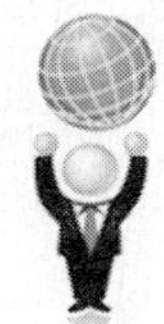

9. 多看一眼、多听一句的幸福

在患者就医的整个过程中 ,医方一直处于强势。绝大多数患者对医学知之甚少,尤其在患病以后,由于高度的紧张,不知所措,处于孤立无助的状态,我相信我们大多数人都有类似的体验。

可是医生与病人在人格上是平等的，所不同的只是职业而已，因此，医生不能以此感到比病人高明，应以平等的心态去对待，那些在一些方面居高临下的俯视病人的态度是万万不可取的。总是强调病人多，工作忙，而极少与病人交流，有的医生甚至在为病人诊疗过程中懒得动口、动手，病人的病史未叙述完，各种的检查单已开了出来，不对病人进行认真的查体，敷衍了事，不求甚解，稀里糊涂，这样的结果可想而知，医患关系能和谐吗？

医生时刻得牢记，自己与病人的不同的只是职业，病人是自己的工作对象，在与病人的交往中，应当体贴、关怀、同情和尊重病人。病人患病以后，其精神和身体都已受到了打击，尤其是身患一些严重的，甚至不治之症，他们已成为真正的弱者，对生活甚至失去了希望，此时他们唯一的希冀就是医生，在这种情况下，医务人员成为了他们的上帝，他们的一言一行，都会对患者产生非常大的影响，同时会对以后的整个诊治过程产生较大的作用，因此，医生对于病人一定要体贴和关怀他们，有时，一句关怀的话，一句同情的语言，可能就会为病人的生存带来希望和光明。

有的医生在临床工作中对此做得不够，由于各种疾病已司空见惯，只是把病人当成机器来看待，并没有认真地从病人的角度思考问题，对病人未能做到体贴与关怀，没有换个角度想一想病人的感受，因而导致病人乃至病人家属的埋怨和指责，甚至导致矛盾的爆发。

诚然，在日常的医疗工作中，医生的工作千头万绪，有时十分的繁忙与杂乱，从事医疗工作的都有同感，尤其是在比较大的医院更是如此。但是，不能因为种种理由而轻视这个方面的工作。任何工作，不论大小都是我们整体工作中的一部分，属于我们的工作都应该做好。

有这样一个案例，某知名医院被病人投诉于媒体，说医师对病人不负责、十分冷漠。院方在处理此问题的过程中发现，病人在投诉中反复强调："在整个接诊的过程中，医生都没有抬头看过我一眼，居然把处方开出来了。"院方查看病历，发现医师记录了病人的主诉要点，用药非常对症，从诊断病情到开出处方都是正确的，这说明医师是认真负责的。为什么病人要投诉呢？就是因为医师"看都不看我一眼"，难道"看一看"就这么重要吗？

在医疗服务中，"看一看"确实是重要的，因为当医师注视着病人时，他的眼神就会向病人传递着同情、温馨和关爱，沟通就这样得以完成。

作为医生，在与病人的交往中，应多多地设身处地的从病人的方面想一想问题。如果我是病人、如果病人是我的父母兄弟姐妹，是我的亲人，我作何感想，我希望医生对我做什么？从过去和现在，我们的口号中“把病人当亲人”，“假如我是一个病人”等等，不绝于耳，但是我们的实际工作又做得如何呢？我们真正需要的不是口号多么的好听，我们需要的是真正的行动，而病人更是需要实实在在的关怀和体贴。只要医生能做到这点，哪怕是一点点，病人和病人的家属都会心存感动，人心都是一样的，这样，医患关系就有了一个良好的开端。我们应该坚信，有了良好的开端，再遇到什么样的事情，什么样的坚冰，都能够融化，什么样的矛盾都能解决的。某医院医患纠纷的大幅下降就是明证。

2006 年，某医院检验科内部自行了解和调节了患者不满事件共 9 件。包括年轻医生、护士在工作中缺乏与病人沟通的技巧，提示性服务不到位，导致患者不满 4 例；因对“称谓”不满的 3 例；因对收费不明产生不满的 1 例；因反向查对产生误解的 1 例。

为改进服务质量，促进医患关系和谐，医院整理、分析了这九起事件中存在的缺憾，并制定出八条具体整改措施，将患者的不悦、不满、投诉、纠纷降至最低点。

(1)全员动员，开展“多听一句、多看一眼”的服务。

(2)制定检查提示牌：将收集的可提示性服务内容归纳种类；制作各种提示卡。老年病人记性差，告诉他的事情容易忘记，在其床头放置一提示卡，可以起提醒的作用，避免延误检查。如“今天您有特殊检查，请禁食、水”。等共计 8 项。多听听病人的要求，多看看病人的情况。

(3)按个性化服务，选择最佳称谓，满足患者心理需求：收集日常常用年龄称谓，划归称谓年龄段；变年龄—职务—职业称谓选择顺序为职业—职务—年龄选择顺序；离职的干部、教授等维持原职业称谓。如一些教师、干部等就不喜欢人们称呼为“大爷”、“大娘”等，而喜欢被人称为“老师”和某职务等，而一些相对年小一点的老年女性，更是不喜欢被叫做“老大娘”，如叫大姐、阿姨或其原来的职业称谓会更高兴。

(4)一日清单发放流程重组:由原来的护士发清单—患者签字—有疑问再解释,改为护士发清单—解释费用变化—患者无疑问—签字,使住院诊疗费用完全透明。有些病人或家属一时看不懂一日清单的,要仔细讲解清楚,并多听听他们的反应。事先把医疗费或是治疗方案给他讲清楚,就会避免不必要的猜忌,拉近医患的距离,减少医患矛盾。

(5)细化患者入院接诊流程:实行患者入院首接负责制,病人进入病房的第一时间,通知管床医生,改变过去的对入院病人进行登记完毕后再送入病房和通知管床医生的流程,使医生能够在第一时间接诊病人,减少了病人的等待时间。医护再忙也要在病人入院的每一时间接诊病人,不然的话因某种原因而让病人和家属等待,会给病人和家属造成一种不热情和冷漠的第一印象,这给以后的医患难接触中留下一丝嫌隙,不利于住院后的医患沟通。

(6)主动告知病人及家属病人的病情和检查情况,特殊用药及特殊检查提前向病人及家属说明,并征得病人及家属同意。不能等病人及家属来问时才告知。主动告知和详细解释住院中出现的各种情况,会给病人一种负责任和亲切感,也会有利于医患的沟通的。

(7)开展巡查制度,及时观察和了解病患及家属的情绪变化,多听多看多了解.对有困难、有隐情的病患,更需要特别关心,帮助他们解决困难,打开心结。

(8)多为病人讲解健康知识:医护分别对病人进行有针对性的健康宣教,让病人对自己的病情有更进一步的了解,掌握一些疾病的预防和急救措施,这会更加有利于病人的治疗和康复。

由于采取了以上的措施,医患沟通得到了加强,医患关系得到了改善,医疗工作也得以顺利的开展。2006 年,检验科共接待特殊检查 1204 人次,延误检查 114 人次,漏检率达 9.5%。抽血检验 902 人次,延误抽血 64 人次,占 6.95%;2007 年,特殊检查 1423 人次,漏检 1 人次,漏检率 0.07%;抽血检验 1042 人次;延误检查0人次。2006年，发生患者不悦、不满事件9例，满意率98.9%。2007年，无不满事件发生。

全年共发放患者满意度测评表985份，收回985份，满意率为100%。收到患者表扬信46封，锦旗3面；全年无投诉、无纠纷。

通过这八条措施，使该科的服务质量大大提升，极大地满足了患者的心理需求，得到了广大患者的普遍认可，同时也使医患纠纷大幅下降，有效地促进了医患关系的和谐。

可见，多听一句、多看一眼，并不会耽误我们多少的时间和精力，但最终的效果，却比我们冷漠相待、漠然视之或是对患者的要求、倾诉置之不理要好很多。当你认真地倾听患者的倾诉时，实际上你们的心也正在走近，你们的感情也在增加，从这中间获得的，不仅仅是和谐的医患关系，还有作为一个医生、一个护士的职业尊严和幸福。

第五章

尽医职,负医责:高度的责任心是构建和谐的核心

责任是至高无上的职业精神,责任心是做好任何工作的前提和保障。对于医护人员而言,强烈的责任心更是至关重要的职业素质核心。负起责任才能一切为患者着想、一切为患者服务,才能赢得患者的肯定、得到患者的信任,才能构建和谐融洽的医患关系,保证医患关系的正常化;不负责任必然引发事故,导致纠纷,破坏和谐。很多急速恶化的医患关系,大多都是因为某些医护人员缺乏责任心,没有真正为病人着想、对病人负责,才引发了一些恶劣的后果。可见高度的责任心不仅是做好医护工作的根本前提,更是构建和谐医患关系的核心要素。

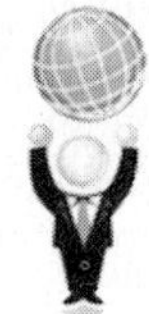

1.

高度的责任心是医患和谐的基石

富有责任心是做人的基本品格,责任心是一切道德的基础,忠、孝、仁、义、礼、智、信,这些中华民族几千年的传统美德,强调的都是同一个词——责任。

每一个人都在不同的时间、不同的地点扮演着不同的角色,承担着不同的责任。要当好自己的角色,承担自己的责任,首先必须增强责任心。

而作为一名医务人员,我们面对的是生命,病人把最宝贵的生命托付给我们,我们应意识到这沉甸甸的分量和治病救人这一职业的崇高神圣。医院是“生命修复工厂”、是“健康修复工厂”,医师是“生命工程师”,对病人的生命、健康要负绝对的责任。工厂出了次品可以降价出售,出了废品可以丢弃,但医生出了医疗事故,病人可以降价废弃吗?绝对不行,因为人命关天!

所以在这里,每一名医护人员都来不得半点马虎大意,生死一线就在我们的掌控中。所以对于每一名医护人员而言,高度的责任心是必不可少的。现如今,医患纠纷屡见不鲜,其实归根结底,就是因为医护人员没有负起应尽的责任。反之,那些具备高度责任心的医护人员,通常都会与医患纠纷绝缘。

张岚正是这样一位极负责任的医护人员,她从事这个行业20年了,可是她还从未被人投诉过。这并不是因为她有什么技巧,关键就在于她将“责任”进行到底。

某一天,有一位家长带着小孩子去了张岚的所在的科室看病,孩子出现的状况是头晕并且呕吐不止。科室的医生诊断为:

感冒后遗症，需输水治疗。开完药之后，就让家长去拿药，这时刚好是张岚接待的，她先是仔细看了药单，然后进行配药；配完药之后，她没有立即将药交给家长，而是认真地看药品说明书，然后对家长说：我发现其中有一种药成人最多用 3 支，而给你孩子开的是 3×3 支。为了保险起见，你再去找一下确诊医生，若他确定用量，就让他签个字。如果是因为写错了，那么你就马上找医生重新开一张单子来。

得知这一情况，家属十分重视，立马赶回了诊室向医生询问详情，随后医生立即承认了自己的失误，向家长道歉，马上又重新开了一次药，并且逐个核实。在得知医生确实给自己的小孩错开了药量后，家长的情绪十分的激动，觉得这是医生极不负责任的表现，万一小孩吃了这个药，引发了恶劣的后果该怎么办？当然作为病人的家属，出现这样的忧虑是可以被理解的。因此，尽管诊断医生一直向对方道歉，他也不愿接受，眼看一场医患纠纷就要发生了。

这时张岚出现了，由于心存感激，病人家属的情绪很快就被她给安抚好了，只是还不肯就此罢休。张岚作为中间人，也去找了那位医生了解情况。原来是因为当时来了一位病情严重的患者，他才在忙乱中出现了笔误。听到了这个情况后，张岚就和病人家属做工作，将这一情况如实地告诉了病人家属，并且也将这位医生平时认真负责、妙手仁心的事实耐心地说给了他听。更重要的是，劝导他以孩子的病情为重，让他先给小孩喂药，让人感到欣慰的是，由于这位医生有着丰富的临床经验，因此，孩子吃下药之后，情况立马好转了。

将心比心，最后这位家属在冷静之后，也体谅了医生的高强度工作带来的失误。十分庆幸自己今天遇到了两位责任心强的医生，否则后果不堪设想。最终，在大家的共同理解下，这场医患纠纷被化解了。

古今中外，医生身负“健康所系，性命相托”之重任。人们把医生比作“白衣天使”，就是因为医生是个救死扶伤的职业，总是和高尚和无私联系在一起。人们常说“医者父母心”，就是希望医生能以亲人的爱心对待病人,对病人负责。

一个尽职尽责的医生就能得到患者的理解和尊重,就能避免医疗纠纷。反之,一个对患者不负责任的医生,必然会引发严重的后果,医患纠纷也就不可避免。

2002年7月19日,一个叫王小歌的婴儿出生三天后,因病危被送进河南省某县妇幼保健院监护室的暖箱(塑料制品)中实行特别看护。

当晚8时左右,医院突然停电,为了便于观察,当时值班护士就在暖箱的塑料边上粘上两根蜡烛。当天晚上10时50分,护士张某接班后,见蜡烛快烧完了,就在原位置上又续上一根新蜡烛。第二天凌晨5时左右,张某在未告诉任何人的情况下,将婴儿一人独自留下去卫生间,当她返回后,发现蜡烛已经引燃了暖箱,王小歌因为塑料暖箱燃烧的有毒气体窒息而死亡。

这纯粹是这名当班护士责任心不强,才引发的严重医疗事故。

责任心是做好事情的基本保证。医院是一个没有硝烟的战场,也是很多患者命悬一线的地方。因而,责任心对医护人员的要求就格外地强烈。

在临床的过程中,我们要时刻把医疗安全、医疗质量放在工作首位,处理好医疗安全与科室发展的关系,要保证医疗安全,医务人员除了需要有一颗爱心外,更需要有一颗责任心。有了责任心,才能把一切事情做好,才能杜绝医疗纠纷和事故的发生。这也是医患和谐关系建立的基础。

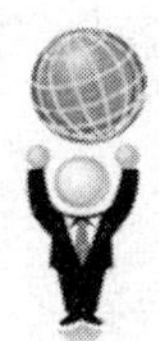

2. 负起责任才能赢得患者的肯定

责任体现了人的一种社会必然性,对于任何人来说都是不可推卸的。

人活着，就意味着要承担责任。然而，人们对于自己所承担的各种责任的意识和自觉的程度却是不同的。例如，在对待工作方面，有的人忠于职守、尽职尽责、克己奉公，有的人却玩忽职守、消极怠工、以权谋私。其中就反映出人们工作责任心的强弱。

不管是哪个行业，那些得到人们肯定的人，全都是责任心强的人，无一例外。在医患关系中，那些责任心弱的人，当然不会得到患者的满意，医患纠纷的发生也是毋庸置疑的。那些责任心强的医生，则能得到患者的肯定，从而获得他们发自内心的感谢。

“好险！差点出大事了！”19 岁小伙子的家人一边感谢医生，一边对小伙子说：“不是这里的医生负责任，难说小命就丢了。”

3 月 6 日晚上 10 时左右，120 急救车送来一位受外伤的 19 岁小伙子。伤者是由于两辆电动自行车相撞而受伤。小伙子直叫肚子痛，医护人员对其进行了 CT、血检等系列检查后，发现左上腹部有轻微外伤，见 CT 脾脏有轻微肿大，无明显异常，暂无大碍。小伙子想离开医院，但医生建议他再做一份 X 光检查，并留院观察。

小伙子觉得自己的身体自己了解，怎么也不愿意留院观察，正巧他姨妈曾经是该院的患者，深知该院医护人员的高度责任心，对于该院极其信任。后来在其姨妈的劝导下，小伙子听取医生建议留院观察。凌晨 2 点左右，小伙子再次感觉肚子痛，经过医护人员的仔细检查，发现其脾脏破裂。

医生说：“人们对心脏、肝脏可能较熟悉，而对脾脏较陌生，脾脏也是人体的一个重要器官，是一个重要的储血器官，也是重要的免疫器官，脾脏在全身防卫系统中的作用十分重要。脾脏破裂引起大流血很容易导致死亡。故对此类病症的及时诊断及正确处理尤为重要，必须给予高度重视。”

时间紧急，调集医院应急预案，小伙子被推进手术室，紧急实施手术。主治医生考虑到患者太年轻，摘除脾脏怕影响其今后的生活质量，于是，对小伙子破裂的脾脏进行了完美修复，保住了其年轻的生命。术后，小伙子家属对医生千恩万谢！而医生们只淡淡地说:“这是医生的职责,不用谢!”

这个小伙子是幸运的,遇到了一群责任心强的医生,挽救了一个年轻的生命。

该院的医生不仅对病情负责,也对病人负责,果断地采取了适合病人的治疗方案。最终也得到了病人的肯定。

因此可见,临床医师必须对病人具有高度的责任感,要求自己在实践中努力学习、不断地提高临床思维能力,正确地运用自己的经验,尽力避免主观性。这样才能成为一位称职的、高水平的医生,才能成为一名被患者所接受和认可的医生。

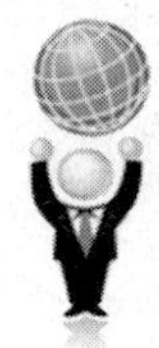

3.

不负责任必然引发事故,导致纠纷

医生的责任心在哪里呢?在他们的心里,更在患者的心里。医生的职业性质就是治病救人,这就要求他们有一颗责任心。唯有责任心在医生心中生根,才能给患者带来福音。而不负责任的医生不仅不能解除患者的痛苦,甚至极有可能会让患者雪上加霜,这样一来,医患纠纷的出现也就不足为奇了。

《晚报》上有一则报道:66岁的刘女士左眼玻璃体出血住院治疗一个月。出院后眼睛还不舒服,再到医院检查。一连检查三次,而医生没有检查就在病历上写上“同上”。最后实在是疼痛难忍,再上医院。医生诊断依旧“同上”,但她坚持照B超。这才确诊为“视网膜脱落”。为此,六旬老太趴着睡了三个月。

一个普通的病,只要医生有点责任心检查一下就可以确诊,而医生竟然四次给出了“同上”的诊断。如此令人难以置信的诊断,这也就难怪人们会质疑现在的医生缺乏责任心了。如此治病，让人难以容忍，继续让这样缺乏责任心的医生存在只会祸及更多的患者，这样的医生又怎么能避免医患纠纷呢？

做任何事情都需要责任心，而对于医生，高度的责任心有时甚至比高超的医术更为重要。只有高度责任心才是至高无上的职业精神，只有高度责任心才是生命的保证，只有高度责任心才能保证不出事故。一旦不负责任，事故也就在所难免，纠纷就更没有什么值得奇怪的了。

35 岁的韩先生因上排四颗牙齿间隙较大一直有修牙美容之心，2007 年 4 月 28 日被南京金陵老年病康复医院广告所吸引，来医院咨询。被告接诊医生对患者极力鼓吹所谓的手术效果，并怂恿患者上下排一起做，在其一再劝说下，患者同意当天就接受手术，但手术范围仅为上排四颗。令人气愤的是被告医生术中未经患者同意，擅自扩大手术范围，将患者上下两排一共 15 颗牙齿全都做了打磨，并且全部打磨过度，造成患者当时 5 颗牙齿漏髓，其中 3 颗术中做了根管(有一颗根管手术还超填)。麻醉过后，患者痛苦不堪，之后几个月，15 颗牙齿相继出现牙髓反应和漏髓，其间患者饱受折磨，数次在省、市口腔医院就诊，目前 15 颗牙齿全都做了根管，成为死髓牙，今后不得不依靠牙冠维持正常牙齿功能。

患者多次找医院评理，要求赔偿医疗费、继续治疗费以及精神损害抚慰金等，但纠纷一直持续，未曾得到很好的解决。

这起事故纯粹是一起因医生不负责任、缺乏责任心而引起的责任事故。这个医生甚至算得上一个极品医生了。患者咨询的时候，他把技术说得天花乱坠，诱使患者就医，但在手术时却丝毫责任心也没有，根本不在乎患者的要求，擅自医治，并且技术不过关，导致患者本来好好的 15 颗牙全部成了废牙，这对于患者来说，是多么大的伤害！这样的事故，能怪患者不理解医生、能怪患者引发纠纷吗？这样不负责任的医生已经把患者的权益践踏得一塌糊涂了，患者还有什么理由理解、尊重和宽容？还有什么理由不来找医生讨个说法？医患纠纷又还有什么理由可以避免？

医生不但要有精湛的技术，还要有职业精神，首要的就是要有责任心。没有责任心，就不会孜孜不倦地学习新的技术；没有责任心，就不会放弃自己的休息时间来抢救危重病人；没有责任心，就不会为每一台手术进行精心的术前准备；没有责任心，就不会在术后对患者进行细心观察监护；没有责任心，根本就不配当一名医生；没有责任心的医生，也必然会纠纷不断，官司缠身，也没有机会能去做一名医生了。

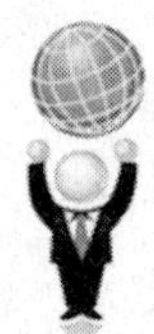

4. 高度的责任心才是构建和谐关系的核心

医关生死，医生掌握着病人的生死大权。任何时候都要有高度的责任心，都要负起自己的责任。这既是医生的义务和职责，也是维护患者权益的保证；既是基本的职业精神，也是构建和谐医患关系的核心。因为只有所有的医护人员在任何时候都负起自己应负的责任，都把病人当亲人，认认真真，兢兢业业，做好自己分内的工作，以自己的真心和真情赢得患者的信任，即便真是出了医疗事故，患者也不会有太大的过激行为，而是会在高度理解的基础上，和平公正地解决。那么，"医闹""医横"都会少得多，整个社会的医患关系也会和谐得多。

一旦医护人员缺失责任心，患者往往需要用身体健康甚至是生命的代价来承担，患者会因为医护人员的马虎和粗心而承受巨大的身心创伤，而且很有可能会改变患者的命运，患者的未来，患者的一生。这样的后果，可能是谁都难以承担的，也是患者所不能原谅的。

2012 年 3 月 22 日上午，患者张华接受了"全麻下鼻内镜下鼻窦手术"。中午 12 时，患者由手术室转入病房。当日下午 13 时许，患者嘴巴和鼻部等出血，喉部剧烈疼痛，且数次吐血。医生检查后认为是手术后的正常反应。张华遵照医嘱，忍受剧烈疼痛的"正常反应"。但在下午 17 时 50 分，张华反复呕吐后，最终却吐出来了一支注长达 8 厘米的塑料注射器针筒，上面布满血丝。医院调查后认为，这是因为麻醉医生责任心不强，未及时取出放在患者口角边防止手术中患者咬伤自己的针筒，滑入患者食道，最终被患者吐出。这起事故完全是因为医生责任心缺失而导致的。

但这还不是最严重的。在广东还发生了更为离奇的把活婴当成死胎丢弃的骇人事件：

2011 年 10 月 23 日，广东孕妇刘某于因“停经 32十周，下腹胀痛，阴道流血半天”收入南海红会医院。10 月 25 日凌晨 3 时许，孕妇诉“阴道少量流血，下腹胀痛”，值班医生检查后判断可能发展至“难免早产”，交代护士予以相应处理。当日凌晨 5 时 17 分，产妇在两名护士的帮助下早产下一婴儿。护士告知家属是女婴，生下来已死亡，并将婴儿装进塑料袋丢进厕所。半个多小时后赶到的亲属要求看看孩子，却骇然发现婴儿“手脚在动，肚子一上一下，鼻孔里有气泡冒出”。并且是一名男婴，护士这才紧急实施现场急救，并转入新生儿重症监护室进行进一步抢救治疗。所幸婴儿最终无恙。

这样骇人听闻的事件任谁都看得胆战心惊，这样的医院，这样的医护人员，这哪里是治病救人？简直是草菅人命！这样不负责任的态度，有哪一个患者敢于放心将自己的生命托付于他们？

每一位医学院的学生，都曾诵读过这样的“医学生誓言”——“健康所系，性命相托。我决心竭尽全力除人类之病痛，助健康之完美，维护医术的圣洁和荣誉。”可在现实生活中，最该知道呵护生命的医院和医务工作者，责任心却成了一个口号，对生命冷漠得近乎残酷：给患者做鼻窦手术，在喉咙里留下了针筒；右腿骨折，左腿却被施以手术；婴儿还未死亡，就被扔进垃圾箱……

一个稍具责任心和责任感的医生，是不可能做完了手术却不知针筒放在了何处；一个稍具责任心和责任感的医生，也是不可能把患者的左腿当成右腿的；一个稍具事业心和责任感的医生，更不可能冷漠的弃一个生命于不顾。

医生缺失事业心和责任心，患者就要用身体健康甚至是生命的代价来承担。古人讲,“心不近佛无以为医”,医生的职业性质就是治病救人,因此,除了应具备相应的知识技能外,更要有仁爱之心,具备视病人为亲人的高尚情怀!

有这样不负责任的医生,哪个患者能放心?又有几个患者家属不义愤填膺,不暴怒异常呢?有这样不负责任还狡辩诡辩的医院,又怎么可能杜绝医患纠纷,构建和谐医患关系呢?

如果医生不能树立高度的责任心,作为掌管病人生死的医生,不仅需要有“近佛”的善心和“近仙”的医术,更需要有高度的责任心,才能时时刻刻为病人着想,为病人负责,有高度的责任心,才会极力减少、降低甚至彻底杜绝“失误”,切实保证患者的一切权益。

营造和谐的医患关系,首先应该体现医务工作者的爱心和责任心。作为一名称职的、有责任心的医务人员,一名有强烈事业心的医务人员,会时刻提醒自己:今天我的工作做得好吗?今天我的工作有没有什么遗忘?有没有什么疏忽?今天我的工作是否给病人减轻或解除了痛苦?还有什么地方需要进一步改善?这样的医生才是患者最喜欢的医生,也才是真正能构建起和谐医患关系的基础。

在更多人眼里,王磊是一位“责任心”很强的好医生。他不仅拥有扎实的基础和丰富的临床经验,最重要的是他保持着一颗对每一位患者都有的责任心。

前段时间,王磊收治了一位食管癌患者,检查时他发现患者还伴有风湿性心脏病,虽然表面看来并无明显症状,可一旦进行开胸手术,患者很可能因承受不住而导致心脏病发作。所以,王磊并不主张患者做手术,但患者家属坚持要做,在家属的强烈要求和保证下,患者还是做了食管癌切除术。当时,手术用了不到三个小时,也非常成功。术后,王磊长吁了一口气,但他没想到,这只是“暴风雨”来临前的片刻安宁。第二天中午,王磊在家吃饭时,电话突然响了,电话那头传来急促的声音,原来患者出现呼吸急促、心率增快、血压下降等症状,生命垂危。王磊放下碗筷直奔医院。

病人送到 ICU 时,心跳已停止……经过四个小时紧张抢救,王磊终于把患者从死亡线上拉回来。在接下来的观察期,病人的情况一直不是很好,王磊就时刻陪在病人身边,一步都没有离开医院,生怕病人出现异常情况,就这样一直守了45天后,病人的情况终于稳定了,王磊这才把悬着的心放下来。

后来,病人还处在恢复期的时候,不能说话,但每次查房时,只要王磊一走到患者身边,患者都会拿起纸和笔,写上对王磊和医护人员的感谢话。

面对当前层出不穷的医患纠纷,结合自己近30年的工作经验,王磊认为,作为一名医务工作者,要做好本职工作,最需要和最不可缺少的就是责任心。有了责任心,才可能急患者之所急,想患者之所想,全心全意为患者服务,才能保障患者的安全从而为和谐的医患关系打下基础。

医务人员在工作中就要时刻记住自己的责任,因为多一份责任心,患者就少一些痛苦;多一份责任心,自己心里就多一些安慰;多一份责任心,就会促进医患关系的和谐;多一份责任心,患者就会多一次生命的机会。

要化解医患之间的纠纷,重新回归到和谐融洽的关系,最重要的也是医护人员高度的责任心。要让责任心在我们心底生根,要让责任心融入到自己的血液中,时时刻刻牢记责任,时时刻刻担起责任,才能最大限度地挽救病人的生命,解除病人的恐惧,减轻病人的痛苦,一切为病人着想,一切以病人为上,尽职尽责,全心全意,把自己的工作做到最好。

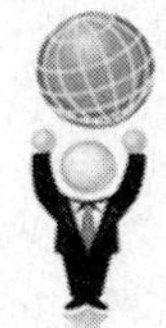

5. 爱岗敬业,恪守自己的岗位职责

爱岗敬业,这四个字对我们每个人来说一定是再熟悉、再简单不过了。可怎样做好这四个字,怎样把这四个字切实地体现在我们的工作中,体现到我们的行动上呢?敬业不单是加班加点,敬业不单是任劳任怨。

敬业是把自己的工作当做一种精神享受的人生体验。它表现在工作中就是勤奋和主动,就是节俭和意志,就是自信和创新。加班再多而没有效率那不叫敬业,不顾健康而忘我的工作那不叫敬业,只是机械式的劳动而不用脑子、没有创新那也不叫敬业。

作为一名医务工作者,更需要爱岗敬业的工作作风,要有良好的技术水平、严肃认真的科学态度,严密的组织纪律性和对病患者无私奉献的关爱。只有做到了这样,才是尽到了一名医务人员的岗位职责。

比如医院常见的分诊工作。很多人认为,分诊工作只是简单的分诊、叫号。其实,分诊护士同样需要有强烈的责任心洞察周围环境,需要有一双像侦察兵一样的眼睛观察病人,需要熟悉医疗程序和基本医疗常识为患者提供服务。

一天下午,分诊护士张梅正准备下班,看见刚打开的电梯里面,一名小孩突然晕倒,神志不清,面色苍白,其家人马上慌乱起来。张护士见状立刻跑过去,给予按压人中、吸氧,并立即电话通知急诊科。很快,急诊科医生闻讯赶来了,两人将患者扶上急救车床。张护士与急诊科医务人员及时地缓解了病人的病情。

不久便发现该患儿有发烧、呕吐、精神萎靡等症状,于是,病人被当即诊断为肺炎。

责任心强的张护士对此并不敢大意,后来在照顾患儿时,发现他的便里有血丝。

于是,张护士怀疑患儿很可能得的不是肺炎,便对随行的医生说道:“注意一下,可能是肠套叠。”随后,在场几位护士、医生给患儿做了腹部B超、X光检查,结果证明,患儿真的是肠套叠。确诊后,张护士立即打电话通知外科医生,在没有手术的情况下,采用空气灌肠的方式,将患儿治愈。

张护士说:“每当下班时,我都会看看周围环境,防止在医务人员下班后,患者出现意外。”这就是一个白衣天使的高度责任心,正是这种不计较个人得失的责任心,转化为实际的行动,使患者转危为安,为患者的安康保驾护航。

张护士热爱自己的职业,只要她在岗位上就恪尽职守。她觉得,将每一份工作做到极致就是一个医护人员对患者尽得最大责任。事实上凭借着她严谨的态度，她发现了很多常人忽视的细节，使得很多的患者能够更早地脱离病痛的折磨。而她之所以能够做到这一点，就是源自于她对这份职业的热爱。

岗位就是责任。所以，不论在任何地方，离岗、脱岗、不坚守岗位，都是最大的不负责任，也是最容易发生事故的源头。对于医护人员而言，坚守岗位更是意义重大，因为很多时候发生一些不必要的事故，都是因为我们离开了岗位，有时也许只是一小会儿，却一样会造成不可挽回的后果，带来难以想象的惨剧。

> 2010年12月13日，对刚做父亲的31岁陕西安康农民喻家米来说，这是一个痛苦的日子。当晚22时55分许，他的儿子刚一生下来，就掉进了产床下边取暖的火盆里。婴儿全身60%深度烧伤。
>
> 喻家米说，13日下午4时多，将要生产的媳妇开始肚子疼，便去了当地卫生院。晚上10时许，他媳妇再次肚子疼，医生当时检查后认为还没到时间，医护人员便都站到了外面，产房里当时只有待产的媳妇一个人。“不到20分钟，就听见‘扑通’的一声，负责接生的医生胡世勇当时连鞋套都没顾上套，就冲进了产房。”喻家米说。等他冲进产房时，医生正把孩子从火盆里抱起来，放在产床上。喻家米回忆，这个火盆是他从家带来给产房取暖的。
>
> 由于当地医院无法救治，12月14日上午10时许，孩子被送进了西京医院。
>
> 事故原因正是因为孩子出生时，医务人员都在产房外没能及时接住，才使孩子掉进火盆，导致大面积烧伤！院方责令医生和助产士停职反省。

就因为护士不负责任地擅离职守，导致一个新生命的消失！这样的悲剧多么令人心痛！而刚刚喜得千金的父母欢笑还在脸上，却接着要承担骤然而来的失女之痛，这该有多么大的伤害？可见坚守岗位，敬业工作，把自己的岗位工作做好，不脱岗不离岗，恪守自己的岗位职责，多么重要。

医护人员不仅要对工作认真负责，还要热爱本职工作，把治病救人，救死扶伤的神圣使命作为自己的天职，为维护人民群众的健康无私奉献，这才是爱岗敬业的体现。总之，要做一名爱岗敬业的医生就得坚持以病人为中心，全心全意地为病人服务，这才是当今社会中医务人员良好的形象。

哪里有老百姓的需要，哪里就有他的身影，自参加工作以来，向涛利用自己所学的医学知识，竭力为群众服务。他经常饿着肚子出门，趁着夜色回家，凭着一股干劲儿，把健康送到千家万户。一个个村卫生室在他的带领下焕发出生机和活力，受到各级领导的好评和老百姓的信赖。

2010 年 7 月，因工作需要，向涛调任邻郊分院住院部。因人手紧张，他一个人 24 小时值班，吃睡在科室，从来没有一声怨言。有人对他说：难道离开了胡萝卜还办不了酒席？缺了你医院要关门了？他回答道："我是一名医生，救死扶伤是天职所在，组织信任我，我就要对得起这份信任。"他是这样说的，也是这样做到的。一年来，他没有节假日，放弃了走亲访友的机会，放弃了与家人团聚的时光，一个人顶班一直坚持到 2011 年 8 月 7 日。

2011 年 8 月 7 日上午，向涛在给病人做体格检查时，突然心悸、大汗淋漓、手足麻木，他一边吸氧一边坚持着给病人开处方，最后连说话的力气也没有了，晕倒在诊断桌上。当急救医生做了简单的处置后，他稍稍恢复了一点气力，在转往崔坝分院住院时，他紧紧握着一名工作人员的手，托付着目前急需该办的事情。此刻，接诊医生感动了，鸦鹊分院的全体职工感动了，在场的病人也感动了。一个普通得不能再普通的基层医务工作者，在这样的状况下，置自己的安危于不顾，心里装的还是工作，还是病人。

住院的第二天，当院领导手捧鲜花到病房来探望他时，已是人去床空，向涛已经悄悄回到了岗位上。

爱岗敬业并不需要什么华丽的表现，只要做好自己的本职工作，把一点一滴的小事做好，把一分一秒的时间抓牢就可以了。从我做起，从小事做起，从现在做起，这就是敬业，这就是爱岗！只有爱岗敬业、具备高度的责任心才能真正全心全意为患者着想、尽心尽力为患者服务，从而营造和谐的医患氛围，构建起和谐的医患关系。

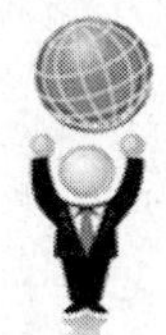

6. 兢兢业业，把自己的本职工作做到最好

作为医务工作者，通过不断学习业务，提高自身的诊疗水平；通过医德医风学习，提高服务意识；通过医疗安全和医疗质量学习，提高依法照章行医的自觉性。按理说有了这些努力，医疗安全、医疗纠纷的事件会减少和避免，病人对医务人员的信任和理解会增加。但现实中则是不良医疗事件、医疗事故、医疗纠纷、患者家属对医务工作者的人身攻击事件不断发生，有的就发生在我们身边，究其原因我认为主要有三个：第一，医学发展的局限性，当今医学领域的快速发展，使得我们的知识需要不断更新，同时很多的未知领域尚待探索，医学上的很多问题还不能解决。第二，部分医务人员缺乏责任心，缺乏对社会、对患者、对自己的责任感。第三，患者及家属对医疗服务的要求在不断提高。

正是因为这样的社会现实，因此每一位医护人员在工作的过程中就要注重与时俱进，更加兢兢业业地做好自己的本职工作，让自己能够更好地满足人们日益加强的看病要求。抛开救死扶伤不说，仅就职业而言，每一位从业人员都要不断地提升自己，使得自己能符合岗位的要求，而在这一过程中，最好的方法是保持兢兢业业的工作作风。

刘志峰对待工作的认真、严谨是出了名的，从事医生这个工作45年来，他很少过双休日，更没有奢望过国家法定的节假日。刘志峰去过不少地方，但大部分是去开会或学习，来去都很匆忙。

去年夏天某个下午六点，刘志峰接到邻市某医院打来的电话，说一位食管病人手术切除后出现高热、气紧等症状，有多年临床经验的刘志峰，在了解情况后，果断地说还有救治希望，他简单地收拾了些东西后跑向客运站。

经过三个多小时汽车的颠簸，晚上十点左右，刘志峰赶到了该医院。当时，医院的医护人员早已做好了术前准备，对病人进行检查后，刘志峰立即上了手术台，这一站就是八个小时，直至第二天早上六点，手术才结束。走出手术室的刘志峰，这时才感觉到一丝饿意，原来他已经将近20多个小时没有进食了。在医院食堂简单吃了口饭后，刘志峰又坐上客车赶回本市，原来还有一台手术正等着他。

这种情况，对医生这个职业来说再平常不过了，但让人敬佩的是，刘志峰当时已经68岁了。刘志峰说支撑他这样做的原因就是对病人的同情心、对工作的责任心以及对事业的进取心。

虽然今年已有69岁高龄，但刘志峰依然坚持天天查房。这位被医生、护士爱称为“老爷子”的医生对待患者时时体现出高度的责任心。

病人的生命永远是第一位的！曾有一位21岁的年轻病人，心脏被刀刺伤，来该院时血流不止，且已奄奄一息，必须立即急诊手术。但因父母急忙赶到医院未带钱，一时无法交上医疗费。这时如果病人放弃治疗或推迟手术，必将导致病情恶化甚至死亡，紧急关头刘志峰毫不犹豫一声令下：治病要紧，马上手术。在全科医护人员的共同努力下，经过两个多小时的努力，手术成功了！在得知自己的孩子得救之后，患者的父母非常感动，竟以农村传统的感谢方式——磕头，来表达他们的感激之情。在一个真正的医生看来，其实这是自己的天职，但对于病人来说，却是重获新生。

很多次，刘志峰在工作中连喝水的时间都没有，看着他这么辛苦，有一次病人家属就给他端来了一杯水，然而他拒绝了，说病人太多，喝水还要上厕所，太耽误时间。正是凭借着精湛的医术和兢兢业业的态度，刘志峰不仅仅获得了各种奖章，对他而言，最为重要的是将他们治疗好，得到了广大患者的认可。

医生和患者之间到底应该是一种什么关系，很多人都做过思考。有人提出病人是上帝，有人说视患者为亲人，这无不反映医疗工作者在不断加强为患者服务的意识。在医治病人的过程中，医生要将患者当成自己的朋友，要相互体谅，相互包容。医生要以严谨的态度来对待工作，从患者所处的角度来思考问题，尽早地结束患者的病痛。只有这样才能得到患者的信任和理解，从而建立起和谐的医患关系。

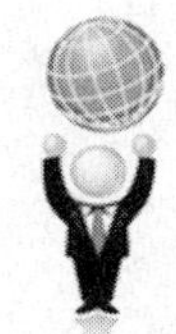

7. 尽职尽责，对每一个患者都高度负责

美国前教育部长威廉·贝内特曾说："工作是需要我们用生命去做的事。对于工作，我们又怎能去懈怠它、轻视它、践踏它呢？我们需要尽职尽责地去把它们做好。"

清醒地意识到自己的责任，并勇敢地承担责任，无论对于自己还是对于社会都是应该的，这是每一个人应尽的义务。任何时候，我们都不能放弃肩上的责任，不管从事什么工作，我们都需要尽职尽责。

这一点在医学领域尤为重要，由于工作的特殊性，可以说医护人员的每一个工作环节都和病人的生命息息相关，所以说医护人员在工作中尽职尽责，不仅仅是对自己的工作负责、他日取得一定的事业成就，其实，更为重要的是挽救了一个个鲜活的生命。因而，医护人员在工作中一定要做到对每一位患者高度负责。

"收了几个病人？有哪些重病人？病人有什么情况？"这是李林芳每天上班走进办公室说的第一句话，之后，她便根据值班医生的汇报，开始一天的工作：查房、问诊、检查、治疗，她的每一天都是这样在忙碌中度过的。

李林芳是位儿童医生，小孩子怕打针，一看见穿白大褂的就吓得哇哇大哭，为了尽可能让孩子愿意接受自己的检查，李林芳从言行举止等生活小细节上都格外注意。比如她发现孩子们都喜欢卡通人物，比如奥特曼、喜羊羊、灰太狼等，她便在自己胸前的工作卡上，挂了类似的卡通挂件，目的是为了在诊断中哄小孩子配合治疗。

与此同时，她还时刻关注玩具世界中的流行元素，身上的小挂件也会随之经常发生变化。这小东西还挺管用的，刚开始见了她还哇哇大哭的孩子，只要一看到这个小挂件，孩子就顾不上哭了，马上开始玩耍起来，而这个时候，她可以趁机给孩子做检查治疗。这个不起眼的小东西，在治疗的过程中起到了不少的作用。

在查房过程中，一些孩子不愿意做检查，哭闹个不停。这个时候，李林芳通常不会强制进行，而是走出病房继续查房，等到查完房后，再返回到该病房，此时孩子已经不哭，而且，由于之前见过，孩子也不会觉得陌生，此时再做检查，孩子就比较配合。

有一天，天已经黑了，一个双眼视网膜严重脱落的女孩坐在医院门诊部。打扫卫生的阿姨一问，才知道，这个女孩因为先天性视网膜脱落，几乎看不见，她从小被父母遗弃，听说自己的眼病可以治，于是一个人摸索着，千里迢迢从老家一路来到了该院。阿姨将她带到了儿童科，刚好遇到李林芳做完手术出来，了解情况后，她立即决定帮助这个可怜的孩子，收她入院，但病房已满，只能将她先安排到宾馆住宿。随后，李林芳联系了医院的宣传医疗部门，这个女孩带的钱不够，手术需要多方捐助。经过该院与媒体、慈善机构的联系，最终，在大家的合力帮助下，这个可怜的小女孩重获光明。

要想做一名让人满意的好医生，良好的医德医风、精湛的医疗技术都是必需的，而更为重要的就是高度的责任心，是对每一个患者都尽心尽力、尽职尽责的态度。而一个尽职尽责的医护人员不仅仅是把自己的工作做好，更重要的是为自己面对的每一个生命负责。作为一名“白衣天使”，对待每一个生命都要一视同仁，每一个生命都值得被救。即使所有人都绝望了，只要还有一丝希望，医生就不能放弃，因为这是一种负责任地对待生命的态度，而医学领域也时有奇迹发生。

对每一名医务人员来说，他的一生会面对无数的病人，甚至可以说，每天的病人都不计其数；但对一名病人而言，这个一生就是他的唯一。那么，医生一定要有高度的责任心，来对每一名病人负责。医护工作对从业人员的要求比其他的行业都要严格，在这个领域，更需要人们倾注百倍的心血和精力，当人们选择了你，也就意味着人们选择了将自己的健康交给了你，那么，你必须对他高度负责，认真地做好工作中的每一个环节，确保患者恢复健康。

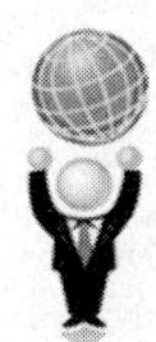

8. “生死契约”，绝不等于推卸责任

目前，几乎所有外科手术之前，医院都会和病人家属签订一份“手术同意书”，如果病人或者病人亲属拒绝签字，几乎没有哪位医生愿意动刀。不少患者和家属都认为，这样一份“手术同意书”无异于一份“生死协议”，医院这样做是在推卸责任；但院方却认为，这是在履行对患者的告知义务。那么双方争论的“生死契约”究竟应该如何看待呢？

负责手术的医生说，如果家属不签字，出事了他可担不起责任。签了生死协议，对双方都有好处。

对于绝大多数病人家属来说，“手术同意书”通常是在时间非常急迫的情况下签署的，很多条款根本来不及细看，而且里面还充斥着大量的专业用语，想仔细研究也看不懂，因此对协议书中院方“术后有任何情况概不负责”的说法既担心又不满。病人和家属大多对医学一窍不通，认为，手术前医院让家属签这样一份协议书，简直就是在推卸责任。有的病人家属还认为，这样做，对某些医生因过失或因技术问题而出现的事故责任是一种开脱。

不少病人和家属也知道可能发生的意外实际上都不会发生，但在手术前签字就像“生离死别”一样，精神负担太大；但面对不签字医生就不做手术的现实，为了使病人能尽早进行手术，他们只好硬着头皮签字。

近日王先生女儿降生，应该是家有喜事。但是看到被护士抱出手术室的女儿，王先生心中的担忧和焦虑并没有减轻。妻子生产那天，医生为她检查后告诉王先生说：“胎儿位置不正而且脐带绕颈，需要剖腹产，请你在手术报告单上签个字。”手术报告单的内容令王先生的心忐忑不安：“术中、术后大出血，失血性休克”、“新生儿窒息”、“术后伤口感染”、“术后 3 年内不能再孕”，最令他发懵的是上面还有一道选择题：“如手术发生意外，是保大人还是保婴儿”。王先生用哀求的口气问医生：“求求你们费费心，我都要！”医生说：“你不签字，我们就不能动手术。”王先生无奈还是签了字。

手术之前让病人家属在“手术同意书”上签字，是一项传统制度，也是医疗系统内部的一个要求。凡是手术，无论大小都主张事前签字，这是充分尊重病人选择权的一种体现，也是医院应该履行的告知义务。

对于手术签字的习惯做法，业内人士解释说，医疗手术协议是医院对病人就手术适应症、手术方法、难度和后果等各方面情况加以交代的一种必备的医疗文书，提出来是因为医疗手术具有复杂性和特殊性。由于病人的体质、年龄及病情不同，同样的手术也可能在不同病人的身上产生不同的后果。虽然一般手术都有 95%以上的成功率，发生意外的比例从整体来看应该说不大，可是一旦发生，对病人和家属而言就是百分之百。手术前签字，实际上是对病人负责任的一种表现，大部分家属对此表示理解。

医疗手术协议实际上类似于一种格式合同，格式合同一般是由具有垄断地位和强势地位的一方来拟定合同内容，其内容不容许对方变更，另一方要么同意，要么走开。这种合同看似自由，签不签由你，医院并没有强迫，实质上它是以形式上的自由掩盖了事实上的不自由。但是从法律意义上来说,要从实际情况来判断手术协议书具不具备法律效力。他们认为,任何手术都有一定的风险,如果医院没有病人同意手术的凭据,事后病人找医生闹该怎么办?但是,一旦真的出现了医疗事故,这份协议绝不会成为医生的推卸理由。

90%以上的医生都是兢兢业业的,他们也表示绝对不会做出对病人不负责任的事情。如果病人手术之后出现了意外,医生也不能仅凭“手术同意书”就推卸责任,因为到目前为止,国家法律并没有对手术前签字作出明文规定,因此“手术同意书”并不具有法律效力。至于对于病人手术之后出现的一些问题,到底该如何区分是属于手术意外还是医生责任,则需要专门的医疗鉴定机构作出鉴定。如果确实属于医生的过错,医生必将受到法律的惩罚。

《医疗机构管理条例》规定,医疗机构在施行手术、特殊检查或治疗时,应当由家属同意和签字。院方要求患者家属签字的行为,一方面是证明家属对医院所采取的治疗措施的认可,另一方面则是院方向签字人就患者病情作出进一步解释。

因此,不管是从哪一方来看,这份“生死协议”都有存在的必要。当然这绝不是等同于医护人员可以借此推卸责任。医院和医生也不能因家属签字同意其所采取的治疗措施,就可免除其在治疗和护理过程中所应负的责任,医疗机构也不得因患者家属拒绝签字而拒绝实施治疗。如果这份协议的初始目的只是为了向家属告知病人的病情,以及救助的情况。那么有关方面应尽早制定出公平、通俗的协议书,其中应特别考虑到作为弱势群体地位的患者的利益,协议书通俗易懂,少用专业术语,以真正实现医患双方地位的平等。除此之外,医患双方还应加强沟通,解除误会和隔阂,做到相互理解,才能真正促进医患关系的和谐。

第六章

正医风，树医信：杜绝不正之风促进医患和谐

曾经被称为白衣天使的医生，如今是老百姓最不愿意见到的；曾经为病人带来希望和快乐，如今却是给病人带来忧愁和绝望；曾经他们得到得是老百姓的歌颂和赞美，如今却得到老百姓的谩骂和仇视。正是因为当今社会，很多的医务人员泯灭了医德，使得医风不正、医信丧失，才导致医患互不信任、关系紧张，纠纷不断。因而纠正医疗不正之风、树立医护人员的诚信品牌是促进医患和谐的重要举措。

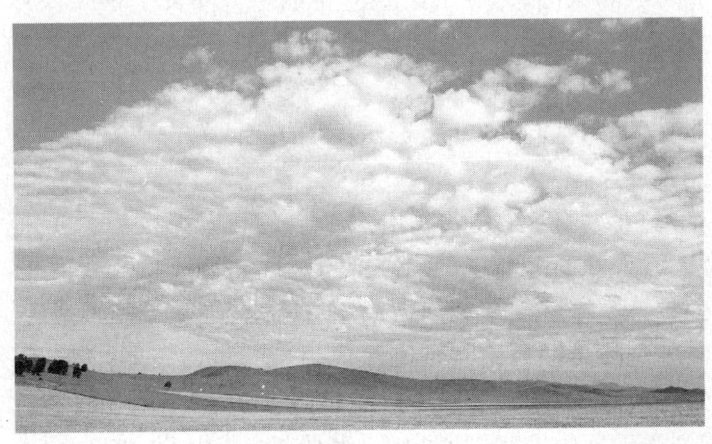

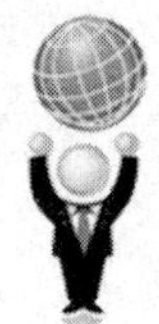

1. 医风不正，患者心怀不满

曾经被称为白衣天使的医生，如今是老百姓最不愿意见到的；曾经为病人带来希望和快乐，如今却是给病人带来忧愁和绝望；曾经是老百姓们歌颂和赞美的对象，如今却得到老百姓的谩骂和仇视。至此，医患纠纷成为了一种显著的社会现象。

探究其中的原因，无外乎某些医生的医风不正。医生不以救人治病为天职，而是钻营取巧，唯利是图，收红包，要回扣，挟技邀财，轻慢病人，冷漠蔑视，不负责任，医德沦丧，仁心尽失，这样的医生怎么能得到社会的信任，得到患者的认同呢？以救死扶伤为使命的白衣天使为何会成为如今这样让人心寒呢？

随着人们物质生活条件的不断提高，传统医德发生了变化，受利益驱动，部分医务人员的是非观、利弊观、尊卑观也随之发生了变化。本来，医院的服务宗旨是减少疾病、救死扶伤，不能单纯以营利为目的，但在市场经济条件下医院是以自主经营的医疗卫生服务为主体，既求社会效益，又要讲求经济效益，二者处理不当，就导致了有些单位和医务人员见利忘义，医德失衡现象的发生。乱检查、乱收费、乱用药、收红包、从事第二职业搞“创收”等，由此扰乱医疗秩序，败坏了医德医风。这与医疗服务市场化有关。实施医疗改革后，医院自负盈亏，一些医院、个别医生为了创收，不惜将患者当做摇钱树，重复检查、小病大治、滥开大处方、高收医药费。再加上个别医生自身素质差。医术差，误诊漏诊、违规用药；医德差，玩忽职守，草菅人命。于是一些治病救人的医疗机构，在利益的驱使下逐渐演变成“人间地狱”；于是老百姓心中的白衣天使变成了“白衣杀手”。

8月24日深夜，上海宝山区宝钢医院手术室突发火灾，一名正在接受截肢手术的全身麻醉病人身亡。医院宣传科负责人称，事发时手术室内至少有6名医护人员在场，发现隔壁房间起火后相继撤离；手术台上的病人则因无法逃离不幸身亡。

房间失火，尽快逃离躲避危险，这是人的本能反应，无可厚非。但是，这样的解释并不意味着几位医生可以仿效“医跑”，脚底板抹油，一走了之。因为，手术台上还有一个生命存在。这位病人因为手术需要，全身麻醉，无法动弹。六位医生，此时有责任也有义务保证他的安全。而且，现场尚有六人之多，起火又在隔壁，合力救助一人，仍可以迅速避险，不算是过分的要求。

然而，悲剧还是发生了。麻醉之中的病人，在睡梦中“安详”地离开了这个世界。他绝对不会想到，就在他昏迷之时，危险来临了，他更不会想到的是，现场六位医护人员扔下了他，竟头也不回地跑掉了。这一条生命的逝去，沉重的让人窒息。“救死扶伤”的医护人员当更懂得生命的价值与意义，也更懂得去珍惜生命，敬畏生命，但如今，只留下一个苍白的“见死不救”。

这样的惨痛事实，暴露出来的正是当今某些医生只注重于个人利益，不再以病人为重。暴露出来整个行业的医风不正。医院在对医生职业培训的时候，不仅仅是要切实提高医生医疗水平；但更要注重加强医德医风建设，使他们牢固树立救死扶伤的职业精神，养成“以人为本”的责任意识和使命感。要想让责任心在医生心里落地生根，医院就要细化制度，强化管理。管理不能只停留在“救死扶伤”之类口号式的“空对空”管理上，而应建立有据可依，有文可查的可操作、可量化的层面。

3月21日中午时分，已怀孕一段时间的袁东突感腹部剧痛，杨苍云赶紧将妻子送到昆明医学院第一附属医院，把妻子的病情简单陈述了一下，要求挂急诊。里面一位中年女医生说：“腹痛又不是什么大不了的病，不能挂急诊。”杨苍云只好挂了一个普通诊。

医院大厅里坐满了候诊的人，杨苍云夫妇只得按部就班地候诊。袁东疼痛难忍，终于昏迷过去。这时候，杨苍云看到不远处有一名女医生打着手机，来回踱着步，却对这一危急情况视而不见，打完手机竟自顾自又回诊室去了。情急之下，他掏出手机拨通了120的电话。

患者在医院打120真是闻所未闻。这表现出来的正是患者的无奈，何以让患者在医院还没有安全感，就是医生冷漠的态度导致的。

10分钟后，云南省急救中心派出的一个急救小组赶到了昆医附一院门诊楼，赶紧为病人做了检查，初步诊断可能是宫外孕大出血，再不救治就会有生命危险，而医院急诊室离患者晕倒的地方只有几步之遥。但当他们用小推车推着病人往急诊室送时，被急诊室医生告知病床已满，没有办法接诊，请他们另找别的医院。患者遂被紧急送往了昆医附二院，终于从死亡线上被抢救了回来。

这样冷漠无情视人命于草芥的医生，怎么能让患者满意？怎么能让他们放心？

医风不正，患者必然心怀不满；只有尊重、关心患者，才能营造出文明、和谐的就医环境，形成平等，相互理解的医患关系，才能使医患之间回归到和谐的关系。

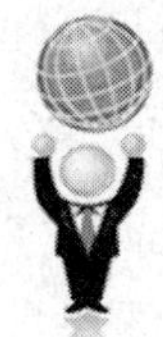

2.诚信缺失，医患关系紧张

诚信是一个重要的社会道德范畴。我国古代思想家对诚信道德的阐述和强调不绝于史，在传统理论中，诚实守信被看做“立身之本”、“举政之本”、“进德修业之本”。当今社会，诚信更进一步发展成为我们中华民族的深层道德意识，并体现在日常生活的各个方面。

“大医精诚”这句几千年来中国医家的铭训，体现了华夏医道中诚信与医术并重的亘古真理。

然而，由于市场机制的引入，医疗体制的改变，如今的医疗诚信，正处在一个历史嬗变时期，医疗业工作者已不能像千百年前虔诚遵循孔子“医乃仁术”的儒家思想一样，根据内心的伦理和心境毫不费力地做出为大多数人普遍接受和认可的道德选择和价值判断。医疗业的现状使功利性和道义性标准都有其合理性，使得医疗从业人员陷入道德选择的迷惘和价值取向的紊乱之中。医疗、药品行业的诚信问题日益凸显，在社会经济生活的各个层面显示出了惊人的破坏性。

2008 年 8 月 17 日，王先生在喜获女儿的兴奋中，还没有高兴到 2 个小时，就被医生告知自己的女儿或许是个“唐宝”，也就是先天性畸形。

后来的检查结果证实了这一消息，王先生难以接受这个事实。他不知道为什么现在医学技术已经如此发达的情况下，还会在自己的身上发生这样的悲剧呢？

因为自从他的老婆怀孕以来，他们为了保险起见都是在同一家对外宣传“专家资源丰富”的医院做的所有检查，其中也包括了唐筛。后来由于认为该医院对自己的情况熟悉，最终也决定在这儿生孩子。

事后，他向专业医生咨询的时候，提供了唐氏筛查的报告单看。看完了报告单，医生很奇怪地问他，报告单上的唐氏风险是 1/320，年龄风险也是 1/320，都是高风险。为什么没有按照常识，去做进一步检查，去确诊是否是唐氏儿。

可事实是，王先生根本就不知道什么是唐氏，医生对此也从未解释过，而做检查的医生甚至都没有告诉他唐筛是干什么用的，更没有告知他们应该去进一步做检查。

可是当他去找医院院长，了解事情的原因时，却被院长的推卸责任惹得怒不可遏。

更加让人想不到的是，因为所有的检查都是写在一个孕妇体检手册上，而这个手册，已经在孩子出生后，就被医院收回去了。当他再次找到医院，来复印这个病历的时候，却发现病历已经被医院给篡改了。上面多出了一句话："2008.4.4，唐氏风险1/320，年龄风险系高风险，建议到上一级医院进行产前诊断。"

在医院出现了责任的时候，不应该想着怎么去推卸，不应该欺瞒患者，而是诚信地肩负起应有的责任。无疑，诚信危机是整个中国都面临的最大问题，与之相类似的还有价格体系的混乱，虚假广告的盛行，甚至涉及人民生命安全的医疗保健行业也屡屡出现欺骗和虚构现象，这些缺少诚信的行为让人痛心疾首，最终导致医患关系愈演愈烈。

医疗诚信内涵方面的解释体现在"知之为知之，不知为不知"，要求医生以人的生命为重。其诚信是以患者"无伤"为原则下的诚信。现今医生因不明病因让患者做套餐检查，滥用抗生素；部分医院为敛财号称能根治红斑狼疮、牛皮癣等疑难杂症，正是不知以为知的表现。清代名医程国彭的话对医疗诚信的内涵做了很好的诠释："病不识时莫强认，谦逊退位让贤能，务俾他人全性命，不知为不知，亦为良医也。"如果不能谦虚谨慎，实事求是，如果坚持一己之见，甚至故步自封自吹自擂包治百病，这样就会不可避免地贻误病机，使可治之症转化为危笃，甚至转化为不治之症。

诚信作为医疗道德和医学伦理的核心，经几千年中国传统文化的层层熏染，早已形成其深刻的外延和丰富的内涵，深深烙印在医药人甚至大众的文化骨髓中，其影响是挥之不去的。

然而，社会主义市场经济体制下医疗卫生体制的改革，又撼动着传统医疗诚信的内涵，冲击着医疗诚信的外延。近年来，医疗、药品行业各类频频震撼全国的危害患者、消费者生命安全和经济利益的实例、案件，将医疗业的诚信问题推到了风口浪尖，患者与医生、医院和药品生产厂商之间的信任空前脆弱。医患关系紧张，对双方都会产生恶劣的影响。

良好的诚信形象是医院难以估价的无形资产，它有助于医院赢得社会和广大就医人群的信任，有助于提高医院的经营管理水平及竞争能力，有助于增强医院的凝聚力和吸引力。

如何打造诚信医院品牌？医疗质量是打造诚信医院的关键；服务质量是打造诚信医院的基础。总之，打造诚信医院不是权宜之计，必须当做一件长期工作来抓，要把它提升到与医院发展休戚相关的高度来抓，要形成整体观念。只有这样，才能赢取患者信任，赢得社会认可，最终达到以诚信取胜的目标。

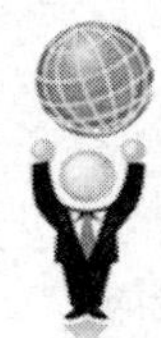

3.大医精诚，止于至善

“大医精诚”出自唐朝“药王”孙思邈的《大医精诚》篇，“精”指熟练的专业技能，“诚”指高尚的道德品质。唯有医术精湛、医德高尚者方能称为“大医”。对于“大医精诚”，吴保良有自己的理解，“将爱和奉献溶于血液，把对救死扶伤事业的热爱付诸行动，凭借精湛的医术和贴心的服务诠释服务众生的理念，这方可称为‘大医’”。

“止于至善”中“至善”，指最好的思想境界，代表“善”的最高层次，是一丝不苟、精益求精、追求卓越的时代精神，正是“大医”所追求的至高境界。从医院的角度看待“至善”，代表的是要做到给患者提供全方位的亲情服务，不分尊卑，一视同仁，用心经营爱和奉献，用医者的一言一行，给患者营造温馨的就医环境，创造和谐的医患关系。

安徽农民陆本海患了肝海绵状血管瘤，四处求医都被拒之门外，因为他的瘤太大了，没有人敢担这个风险。在绝望之中，想到了吴孟超。挺着十月怀胎般的肚子，他千里迢迢来求医。见了面，这个老实巴交的汉子一句“吴教授”没出口，涔涔泪水夺眶而出。

肝海绵状血管瘤从来就是捅不得的马蜂窝。同事们窃窃私语，国外文献中，收治的最大一例是45×25×25厘米，而眼前这个病人，站立时甚至看不到自己的脚尖。

要对这么大的血管瘤动刀，险。

吴孟超决定走这步险招。如果一名医生在风险面前过多考虑自己的名利得失，那禁区永远是禁区。

摸清情况，准备充分。一切就绪，吴孟超切下惊世一刀。

从早上 8 点到晚上 8 点。胸腹联合切口完全打开，一个巨大的蓝紫色瘤体让所有人毛骨悚然：上端顶入胸腔，下端侵入盆腔，瘤体像一头狰狞异兽，随着病人的呼吸一起一伏。

吴孟超镇定自若。切断一根小血管，缝合；再切断一根，再缝合……瘤体在他刀下慢慢与人体分离。

整整 12 个小时。手术接近尾声，吴孟超请一位身高马大的年轻医生，从病人腹底捧好瘤子。最后一刀，庞然大物顺利落下。

吴孟超事后笑言：那时候，我已经没力气把瘤子抱出去了。

巨型的血管瘤当场测量。体积：63×48.5×40 厘米；重量：18 公斤。

至今，它仍是世界上成功切除的最大的肝海绵状血管瘤；至今，陆本海仍然健康地活着。

奇迹，让一家日本摄制组慕名而来。不为别的，单单想拍下这双手。

老爷子很大方：可以。摄制组驻扎进手术室，一个上午，镜头紧盯着那双手。

“不怕把吴教授的手技学了去?”有人嘀咕。还是老爷子的学生道破天机：手感，哪能印在胶片上。

吴孟超信任自己的手。手术时进行结扎，他全部用手用线而不是专门的器械。他说，器械用一次，“咔”一声 1000 元；我吴孟超用手用线，分文不要。

有学生不明白，老爷子语重心长撂下一句：医生应该站在病人的立场上。

在医疗活动中，他总是与患者平等相待、诚恳相待、以礼相待，视患者为自己的好友，尽心为他们提供最佳的治疗方案，总是站在他们的角度来考虑问题。他以医院为家，不管任何时候，只要是有患者上门，他从不拒绝。他已自己的行为来证明了“大医精诚，止于至善”。

“大医精诚”、“医乃仁术”、“无德不医”这是祖国医学优良医德、医风的历史之源，“杏林春暖”、“悬壶济世”、“枯井情深”是对具有高尚医德、医风医生的历史之颂。医学乃是医术与医德的统一体，如果说医术是医学躯体的话，那医德就是医学的灵魂。医务人员需谨遵古代著名医家的遗训：为医者须“宅心醇谨，举动安和，言勿轻吐，目无乱视，忌心勿起，贪念罔生”，在当今市场经济的冲击下，作为一名以关爱患者生命与健康为己任的医务工作者，“你是宁肯廉洁自律而清贫，还是混迹于污泥浊流而不能自拔？你是宁肯为人民鞠躬尽瘁，还是迷途于阴云浓雾之中？”

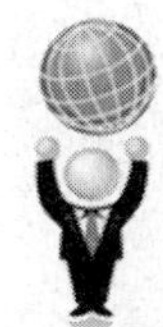

4. 拒绝红包，构建良好医风

患者给医生送红包，无外乎三种情况，第一种情况，患者由衷感激自己的医生，派送红包表示一下心意。第二种情况，患者或许不信任自己的医生，派送些红包。第三种情况，是想从医生手中谋取优于普通病人的某种特权派送些红包。其实这是一种不道德交易，但在一些医疗资源紧张的医院或许会出现，而绝不是常态。

有人却辩解说医生收红包是“情非得已”，是中华礼仪之邦“礼尚往来”的具体表现，医生不收反而对不起患者，让患者心里内疚不安而指其项背。并且分析说，医生给患者治病，患者愈后答谢医生纯属人之常情，无可厚非。

事实上是这样吗？地球人都知道，医生收红包往往是在给患者做手术之前，有的是明目张胆、明码标价，有的人是“犹抱琵琶半遮面”加上“深刻提醒”，手段不一而足，各有各的招。

医生承担的风险和压力确实比其他行业要大，收入相对较低，有所不满是可以理解的，但这不能成为其收红包的理由。任何行业的灰色收入都是不正当的，至于医疗行业的这种行为之所以引起这么大的关注，是因为它关系到每个人的利益,因为每个人都会或大或小的生病。收病人的红包,有落井下石的感觉,病人已经很不幸了,他们已经是弱势群体,怎么还能主动索要红包?

5月17日17时20分,经过5个多小时的艰难等待,周先生终于在宁波大学医学院附属医院五楼手术室外看到了在此动手术的父亲。

前段时间,周先生的父亲因急性腰椎间盘突出不能行走,入住宁波大学医学院附属医院脊椎外科。经过一系列拍片、化验等常规检查后,医生告诉周先生其父亲因腰椎间盘突出压迫神经,黄韧带增厚,必须进行手术治疗才能尽快康复,否则就有瘫痪的可能。这一消息犹如晴天霹雳,本以为只是简单的腰椎间盘突出,而且发病到入院治疗只有短短4天时间,怎么会发展这么快,到了非动手术不可呢?周先生马上联想到手术的成功与否直接关系到今后父亲的生活质量,于是手术前,周先生带着对蒋国强主刀医生的信任与感激之情将1600元红包塞到他手中,蒋主任当时没有拒绝收下了,这让周先生放下心了。

手术后的第二天,病房的责任护士孙女士拿着术前给蒋国强主任医生的红包还给了周先生的父亲,并告知手术很成功,钱留着治疗用吧。当时,周先生的父亲感动地拱起手,连声说你们太有技术了,真是太感谢你们了,把我们患者的心都读得这么透。

有人认为,医生这样对红包的处置是一种最好的方式,事实上真的是这样?不见得,原因有几点:一术前收红包,术后退。这种做法有一定的负面影响。从收到退,就在这个时间段,给患者及家属造成一种医生收红包的假象,这种信息肯定要向社会扩散,术后虽退出了红包,但患者及家属未必就能完全肃清影响。二术前收下红包,使患者的亲属失去了手术的风险意识。有些患者及亲属缺乏最基本的医学常识,他们认为只要医生收下红包,手术成功就有绝对把握,否则医生不会收,也不敢收。有些患者或亲属主动给医生送了红包,后又举报医生收受红包呢?大多都是在手术失败的情况下发生的。

发生在武汉的一位医德高尚,医术高超的医生身上的就是这么一件事。父亲患病手术，术前，儿子给主刀医生送红包，医生收下了，手术后，医生将红包退还给患者的儿子。（这位医生的想法也是减轻患者及家属的心理负担）。但术后发生了异常情况，患者不幸去世。患者的儿子认为，医生的手术肯定有问题，不然他为什么要退红包呢？于是就把这位医生给杀了。

目前，医患纠纷频频发生，医疗官司急骤增加。有的医院、医生在治疗过程中，并无过错，患者、死者的亲属无理取闹，甚至现在出现一些专门从事找医院、医生麻烦的“医闹”专业户。所以，医生“拒收红包”，绝不应像“收红包”那样遮遮掩掩，而应当义正词严，当面严拒，这样才能真正树立起正直清白的好形象，打消那些想送红包的患者的欲送之心，也不会为退红包而处心积虑，更不会因此使自己陷入被动。那种暂且收下，术后再退，以减轻口才病人的思想负担的做法万万使不得，一旦你的手术不成功，你的治疗失败，再退红包，很容易引起人们的误解，那时你真是跳进黄河也洗不清，可能付出惨重的代价。

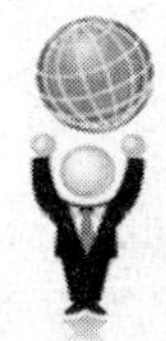

5. 合理用药，不让病人多花半分“冤枉钱”

医风不正，还有一个最重要的表现就是医生不按病人的病情开药，而是故意多开药，多开检查，开所谓的“大处方”，其目的不是为了能尽快地给病人治好病，而是为科室多创收，为自己多谋利。像这样只注重经济利益、而完全置患者的利益于不顾的行为，怎么能受到患者的拥戴和认可呢？

2006年9月27日《广州日报》刊出一则《各科室为何特爱癌症病人》。明明治不好的病，病人成了“畅销货”，各科室争着要。原来,是“癌症治疗费用昂贵,少则10万元,多则上百万元。因此,癌症患者一直是各大医院争相夺取的‘肥肉’,甚至医院内部各科室之间也展开抢夺癌症病人的争斗。其目的只有一个,那就是挣钱。‘外科赚了钱,就把患者转到化疗科化疗,然后再转到放疗科放疗,等到这些科室的钱都赚够了,再把病人扔到中医科去。’”

各科室要争治癌症,因为这个病好赚钱,治死了也没有责任。

从这个事件中,可以看出,当前一些医生在追求经济的同时已经超过了道德的底线,丧失了医德。正是因为这样的现象成为了一种常态,所以,才会有人发出“脱贫三五年,一病回从前”的感慨。这也是导致当今医患矛盾加剧的一个重要方面。

在这些医生的心目中,病人等同于“财神爷”。他们一味地追求经济效益,而忘了自己作为一名医护人员的职责,将病人的生死置之不理。只收钱,不治病,或者说,在治病的过程中不是以病人的病情为出发点,而是尽可能地谋求利益的最大化。使患者苦不堪言,医患纠纷的发生就成为了一种必然。

作为一名医护人员,不应该将自己的利益叠加在病人的身上。社会尊重医生,人民感谢医生。医生做了很多救死扶伤的好事,功德无量。因而医护人员应当保留一颗悬壶济世之心,而不能堕落为疯狂敛财的“黑心魔鬼”。在看病问诊的过程中,要本着“以病人为中心”的观点,病人在治病的过程中,本就是弱者,一个有医德的医生要做到合理开药,不让病人多花半点“冤枉钱”。这样的医生才是受人爱戴的医生。

55岁的武汉市洪山区金桥社区卫生中心医生王争艳医生就是这样的一位时刻将病人放在第一位,最大化地减轻病人经济负担的医生。她从医25年,平均单张处方不超55元,最小的只有2毛7分钱;从医25年,靠一副听诊器一双手,诊断救治了无数病患。

王争艳有一双女人中少见的骨节粗大的手。这双手就像一台精密仪器,可以在病人就诊的几分钟里基本锁定病源。

1984年,毕业于同济医科大学的王争艳对4年大学生涯最珍贵的记忆，是一代高医裘法祖在大课上说的一句话："先看病人，再看片子，最后看检查报告，是为上医；同时看片子和报告，是为中医；只看报告，提笔开药，是为下医。"当她终于成为一名医生时，慢慢悟出了大师之言更深的内涵。

她上班，总是随身带着4件东西：一个小电筒，一包棉签，一副听诊器，一块手表，再加上一双手，是她诊断病情的全部武器。

那一年，医院来了一位叫刘耀东的农民。他长年持续消瘦，四处求医，跑过大医院，找过名专家，做过一次花费上千元的先进设备的检查，无果。就在他因病而贫处于绝望时，经人指点，找到了王争艳，开口第一句话就说："医生，我坚决不做检查，花费不起！"王争艳温和地微笑着："放心吧！"

她拿出随身装备，从眼睛、口腔起逐个细查，用听诊器听了前胸听后背，最后用双手在心、肝、脾、胃处一点一点地摸了10分钟，终于问出："你是不是得过血吸虫病？"朴实的农民大叫："10年前的事，你怎么晓得？"

刘耀东的病治好了。他逢人就夸："王医生神啊！"

王争艳有个绰号——"青霉素医生"。这是老百姓送她的，一是说她看病便宜，一支青霉素8毛钱；二是赞誉她行医干净，这样便宜的药肯定没回扣。

有人抽查了王争艳2008年和2009年两年的处方，平均单张处方值55元，最小处方值只有2毛7分，是为一名胃炎患者开出的一支2毫升的胃复安。

63岁的退休职工王建生，是一位高血压患者，在武汉顶级大医院拿到了每月800元的处方单，这是他一个月退休金的一半还多。他慕名找到了王争艳。

王争艳仔细检查了他的病情后，调整了处方，一个月只需要80元药费，疗效良好。她说："没有诀窍，任何一种病，都有可开可不开的药，都有高中低价位不等的药，就看医生一支笔。"

一位名叫王荣华的病人，1998年被查出患有罕见的"亚急性联合变性"，理论上要长期住院才能保住性命。但王荣华一家穷得连医保中自己支付的部分都拿不出。

绝望之际，王荣华的妻子刘玉芬听说了王争艳，电话打过去，还没开口，便失声痛哭。王争艳仔细了解了病人的情况后，做出治疗方案。这个方案是，当患者抢救一缓过劲就让他回家，她来根据病情调整药物，刘玉芬拿药方去药店买药。几度寒暑春秋，在平均每月花费不到 30 元的药费下，这个方案让王荣华平稳生活到今天已经 11 年。刘玉芬一说起来就激动得落泪："没有王大夫，我丈夫 10 年前就死了。"

有人曾问王争艳："如何能坚持开小处方？"王争艳说："我懂得老百姓的艰辛，因为我就是他们中的一员。"

她所在医院服务辖区，多是经济能力不高的居民，这正是她生活的境遇。王争艳月收入 2300 元，丈夫是铁路上一名车工，每月交完各种保险到手的只有 600 多元。一家 3 口至今蜗居在不到 50 平方米的小屋，读大学的儿子在直不起腰的小阁楼上长到了 22 岁。

因为病人经济条件普遍较差，王争艳习惯了替人垫钱。几块钱的挂号费，十几块钱的药费，有拿不出的，她就垫。可这些年创造了一个纪录，垫出的钱从来没有不回来的。一个农民工在工地摔伤，连缝合带药费 30 元，他身上只带了 20 元，王争艳垫上 10 元。木讷的民工连个谢字也没有，第二天，他手里捏着 10 元钱一瘸一拐地又来到医院。

医者仁心，就是要为病人着想。王争艳说："我是怎么过日子的，我的病人就怎么过日子。高一点、贵一点的药我下不了手。"的确，医生和病人本来就应该相互体谅。王争艳的小处方体现出来的就是对病人的关爱。所以，她才赢得了病人的爱戴，拥有了一大批"粉丝"。融洽的医患关系其实就是从这样的关爱中构建起来的。

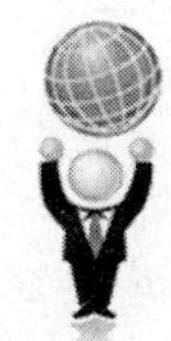

6. 拒收回扣，廉洁从业

我国公立医院实行以药养医制度，医院的收入主要来自药品加成、化验检查等。迫于生存压力，很多医生不得不多开药、多检查，既浪费了医疗资源，也加重了病人负担。尤其是在一些基层医院，如果一个医生开药太少，影响了科室收入，就会被扣奖金。在这样的激励机制下，谁还愿意开"小处方"？药品回扣成为一些医生的重要收入来源，已是公开的秘密。

2010 年 3 月，温州市一论坛曝光温州医学院附二医 67 名医生，收取由北京澳诺生产的葡萄糖酸钙锌口服溶液回扣的医生名单和所收回扣的数目。

2010 年 5 月，一名网友在宁波论坛曝光了宁波市第一医院捡到的一张单子，上面记录了该院 40 余名医生某种药物的用量及总价，还有一列手写的数字，疑似回扣金额。

2010 年 11 月 14 日，杭州一论坛曝出了杭州多家医院医务人员上百次收取某医疗器械商回扣的清单。

2011 年 2 月 23 日，一网友在宁波本地两大论坛发帖，罗列了宁波第二医院、浙一医院、浙二医院、浙江省人民医院和杭州市中医院五家医院的上百名医生收回扣清单。

2011 年 5 月 22 日，一网友在嘉兴人论坛上发帖，内容涉及嘉兴市第一医院 10 多名医生收受回扣的情况。

2011 年 6 月 8 日，网友"wzkldd"在温州市一论坛曝光温州附一、附二医生回收回扣的详细清单。

2011 年 8 月 10 日上午 10 时许，浙江大学医学院附属第一医院急诊科主任黄卫东自杀，据知情人透露，黄卫东卷入的是浙江省公安厅立案侦查的一起涉嫌商业贿赂案。对于其涉案金额，更是有多种说法：有传言称他在“依达拉奉”案中，收受2万元学术经费；也有传言称，“撬开办公桌发现里面有现金几十万元，初步查明涉及2000万元”。

这些触目惊心的数据仅仅是冰山的一角，中国幅员辽阔，医院众多，一个浙江“回扣门”怎么可以代表全局，怎么能够把“看病贵”的根底说得透彻？

能口服药就不肌肉注射，能肌肉注射就不静脉输液，这是医生用药的一个基本原则，但现在很多医生都在颠覆。最主要原因就是让患者输液可以给医院和医生带来更大的经济效益，同时，这也是藏身幕后的药品经销商们所期待的。

在向医院供应药品的过程中，“药贩子”为提高自己所供药品的销量，往往会以药品零售价30%～35%左右的高额回扣为诱饵，“鼓励”处方医生多开其所供应的药品，而用途广泛的抗生素类药物，自然成了“药贩子”做文章的地方。

“回扣”二字从某种程度上让一些患者由于无力承担高昂的医疗费用，只能选择放弃治疗，也让一些患者无奈面对滥用抗生素带来的种种威胁，这一“顽疾”剥夺了一些患者医治疾病甚至是生存的权利。

从医生滥用抗生素，到百姓看病贵，背后都掩藏着“回扣”二字；从相继曝出的“回扣门”，到杭州、宁波医生“收受临床费”事件，一再被曝光的医药回扣事件，让我们看到了一些医务工作者人性的冷漠和医德堕落。

在市场经济的大环境中，医生和普通人一样，都面临着高物价、高房价、高学费的生活压力，因此，很多人在现实和理想的十字路口徘徊挣扎，最终为了家庭生计而背弃职业操守，这也是可以理解的。

但是，医生开药方拿回扣不是一般的行业不正之风，不是一般的违纪，更不是一般的感情交流、礼尚往来，而是受贿。而受贿是一种违法行为，严重的违法就触犯了刑律，就是犯罪。

要做到“拒收回扣，廉洁从医”，从根本上来说，还是要看国家的医疗改革力度。当前，我国的医院普遍实行按项目收费。医生给病人做的检查越多、开的药越多，收入越多。在这样的利益导向下，医生很容易实施过度治疗。

目前，世界各国采取的医保支付方式主要有按人头付费、按病种付费、按床日付费、总额预付费、按疾病诊断相关组付费等，这些方式有效地抑制了医药费用的不合理增长。例如，目前北京三级医院急性阑尾炎的平均住院费用是 5000 元，最少的是 2500 元。假如医保部门实行按病种付费，医院每收治一例急性阑尾炎病人，医保只支付 3000 元，医院超额自付、节余自留。在这样的机制下，医生自然会尽量少花钱治好病。用经济学理论来解释，这就是“激励相容”或者“正和博弈”。医生追求个人利益的行为，与患者利益和社会价值最大化相吻合。因此，拒绝回扣，廉洁从业，节约费用成为医患双赢的选择。

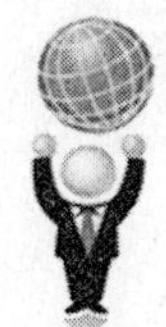

7. 遵守规则，绝不把小病看“大”

人们普遍呼吁“病不起”。因为不管是什么病，只要一进了医院的门，就算是小小的感冒，至少也要花几百元才能出得来。这就是说现在的医院普遍将小病大看，不管是个发烧头疼的，只要到了大医院，一定给你做全套检查，有些根本是没有任何必要的。

事事检查是国内医患关系变差的恶果。试想，100 人发烧，99 人都是普通感冒，不需做检查、不需用药可以自然痊愈，但第 100 人有肺炎。万一当时医生对那第 100 人没做检查、没及时发现、最后病人出了问题，那就是医生的疏忽，是医疗事故，官司、医闹都等着他呢！因此为了避免这百分之一的“吃不了兜着走”，医生就会让病人做各种检查，好规避自己的责任。

当然，小病大看的风气之所以如此强盛，并不仅仅是医生出于谨慎来考虑的。这其中占主要原因的还是利益问题。中国的医生的基本工资和他们的付出之间存在着一个巨大的差距所造成的。所以从根本上来说，医生作为一名普通的人，在这个社会中求生存，也得面对很多的经济压力，而这个经济压力又给通过自己的工作无法解决的，如此一来，他们就会慢慢地学会用自己的权力来谋求更大的利益。所以说，这个问题还是我国的医疗体制不健全所造成的。

之所以出现这样的事情，还是大环境下的卫生体制、机制和卫生经费相对投入不足的问题，政府对公立医院每年都有一部分财政投入，但是并不多，大部分还是靠医院经营承担的。要是大医院，由于人员多、历史负担重，每年的花费庞大，但财政只支持其中的十分之一，还有基本建设及医疗设备添置、更新等，都需要靠医院自己想办法来解决。因而，把小病看大也就成为众多医院和医生的当然选择。

李小姐的小孩6个月的时候，刚长牙，一不小心感冒引起了气管炎。她对此很是着急，于是怀着对大医院的信任，她把小孩带到了增城市妇幼保健医院看病，第一天花了100元吊水，喷喉。拿了一天药，然后晚上小孩还是低烧，没有好的现象，这让他们更加担心了。第二天也去了还是一样的步骤。一连来了9天，每天都要坐一个多钟头车。小孩还是没有好转。后来医生建议小孩住院。住了4天花了1000多元，之前的9天一共用了2000多元，竟然还是没有一点好转，连反复发烧都没治好。在增城市妇幼保健医院时宝宝头打针都打肿了，头上全都是针孔。那些护士不知道是不是实习生每次都要扎上好几次才找到血管，让李小姐感到很心痛。

这时她已对增城市妇幼保健医院失去了信心了。于是选择了出院。

出院后她们听说过一个卫生院的有个老医生很厉害，于是就去了。李小姐拿出病历本给老医生，老医生看也不看说不用看那本子。他直接就拿听筒一听，就说："是气管炎。"因为李小姐在医院时听医生说气管炎不好治，就急了问老医生："那好治吗?"老医生一听："这个好治。"这时李小姐才放下心来。可一看宝宝头上的那些针孔她又急了，忙问老医生："那要打针吗?"老医生说："那么小打什么针，越打越重。"

后来老医生给宝宝开了一些药，开了洗澡用的中药，还有敷在背上的中药包和两种西药，总共才 27 元。当天晚上宝宝就没有发烧了，咳嗽明显轻了。一连看了 4 天宝宝就没怎么咳嗽也没有反复发烧了，为了保险她又去了 3 天。宝宝就好了。一天 20 多元。7 天也才 100 多元。

明明是很好治的小病，硬是被医院当成了大病治。可见如今某些医生的道德已经沦丧到让人难以置信的地步了，为了赚钱就连婴儿也不放过。比小病大看更可怕的是胡乱看，开些根本不对症的“贵药”，这是置生命于不顾，视人命为草芥。这如何不让患者心生不满，如何又能尊敬这样的医生？

医生的职业是救死扶伤，在给病人治病的时候，要做到对症下药，而不是时刻想着经济效益，故意把小病看大，把不该做的检查全都开上检查一遍，不必吃的药也开上几大包给病人。这样做不仅浪费宝贵的医疗资源，而且也严重损害了医护人员的形象和口碑，失去了医护人员在广大患者中本应高大完美的形象，更重要的是，这样做加剧了医患关系的紧张程度，使医患对立更为严重，也使医生的职业危险度越来越高。所以，我们每一个医护从业者都应当自觉自律，严守规则，守住医德，才能创建真正和谐的医患关系。

第七章

促沟通，增理解：松开医患之间紧绷的弦

医患之间的沟通能够很好地缓解医患关系，据调查，七成的医患纠纷是因为沟通不善导致的。医方通过与患者的沟通，及时了解到与疾病有关的全部信息，正确地诊断和治疗；也能将患者的病情传达给患者，减少不当医疗纠纷的发生。只有经过充分的沟通之后，才能互相理解、互相宽容，从而松开医患之间那根紧绷的弦，促进医患和谐。

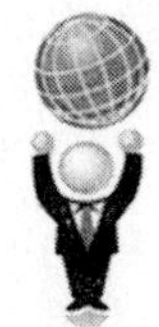

1.

沟通不善是引发医患纠纷的祸端

有统计表明，在已经发生的医疗纠纷中，由于医患沟通不够导致的纠纷约占总量的2/3。

在法院常听到有患方这样说：法官，如果当时医生能像今天这样的态度，把问题给我们解释清楚了，我们不会打到您这来，我们是不太懂医学，但我们通情达理。这句话侧面反映出医护人员在工作中确实存在没有认真沟通的情况。

医患沟通不够，是医患关系不和谐的重要因素。医患沟通不畅大致有以下三方面原因：一是医学知识技术和信息的不对称，医务人员的细节服务和解释工作做得不到位，只重视"病"不重视人，缺少人文关怀，导致医务人员和患者不能进行有效的沟通；二是患者及家属对医疗工作的高风险、高强度、高技术认识不足，对医疗结果的期望过高，认为不管得了什么病，进入医院就一定会治愈；三是部分医务人员医德医风观念淡薄，对病人至上的服务模式认识不足，缺乏对病人的关心爱护；另外，由于病人是弱势群体，平时舆论和媒体报道的倾向性，使社会公众对医院的信誉产生质疑，自从病人踏进医院大门的那一刻起，就对医院产生了不信任，这样就会更容易引起医患纠纷。

2009年6月11日，武汉市江夏区疾控中心当班护士长朱雪英正在上班时，被凶手张某手持长刀砍伤颈部，抢救无效身亡。

疑凶张某是本地人，两个月前的4月10日晚，张某称被狗咬伤，来门诊注射狂犬疫苗，是朱雪英为他处理了伤口并注射了狂犬疫苗。

但三天后，他又来到门诊部，说是朱雪英给他打的是“毒血”；致使他肚子疼。经劝说后，张某离开。但他又随后三次来找朱雪英要“说法”，其中一次还带着刀。6月11日正好是朱雪英当班，张某八点半又拿着一把长刀一声不吭地闯进接种室，直接用刀抵住朱雪英的颈部，口中还念着：“你害得我肚子疼，杀死你，我去自首。”导致血案发生。

这是一起典型的医患之间缺乏沟通导致的悲剧。由于病人对病情不了解，而医生在医治的过程中也没有向病人阐述清楚，治疗后会在短时间内出现某些并发症。因而导致了病人的怀疑心理。最重要的是，当病人因为内心的极度不满而上门泄愤时，也没有人来和他交流，仅仅是将他拒之门外，这就更加激化了矛盾。试想一下，如果张某多次来讨要“说法”时，医护人员能多一些耐心，仔细对他解释清楚，并明确告知他，不可能是毒血，打开他的心结，这样的悲剧或许就不会发生。

其实在全国有很多地方都出现过这样的悲剧，患者因为对医生的治疗感到不满而发生的暴力事件层出不穷。难道这么多血的教训，还不能说明事情吗？原本应该对医生怀有感激心理的病人，为何会怒目相向。追究其原因，除了某些医务人员失职之外，还是在治病的过程中，双方缺少沟通，交流，以至于对出现的问题不能及时得到解决。总之，沟通不善是祸根。

为什么会出现沟通不畅的问题呢？这个责任应该是由医生来负的，因为几乎每一个患者都对自己的病情有着一份求知心理，因而他们是具备沟通的欲望的，但是由于医生的工作压力太大，对于病情也是司空见惯的，因而他们在治疗的过程中，几乎总是显得十分冷漠，一味地依靠仪器设备，忽视医生与患者的交流。即使开口，也是说些专业术语，患者根本无法了解。正是这种以机代人的趋向，淡化了医患间的思想交流，使医生过分倚重技术设备，而忽视了患者社会、心理因素对疾病的影响。

这种沟通不善带来的后果是极其恶劣的，从患者角度而言，就算是并被治好了，也不会对医生心存感激；从社会舆论而言，开始将医生的形象冷漠化；从后果而言，要是病情没有被治好，而导致了很多误会的发生，容易激发医患纠纷。

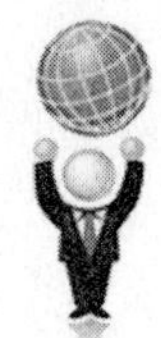

2. 心怀慈悲，用良心、仁心、同情心去沟通

既然医患之间的沟通如此重要，那么，作为医护人员，就一定要加强医患间的沟通，掌握恰当的沟通方法，用医者的仁心、良心、同情心、责任心，去和患者真诚地沟通，从而促进医患之间的相互理解，化解医患之间的矛盾和误会，松开医患之间那根绷紧的弦，促进医患之间的和谐和融洽。

英国的撒拉纳克湖畔，镌刻着一位无名医生的铭文：有时去治愈；常常去帮助；总是去安慰。

这来自遥远异国的文字，深刻地阐释出医生的人道使命，折射出人性的温暖，更明确提出了作为一个医生最根本的任务。

医生是治病救人的，这一点没错，但医生除了治病，还有比治病更重要的任务，那就是去帮助病人，去安慰病人，以一颗博大宽阔的慈悲心、同情心、良心和仁心去对待病人，和病人真诚地沟通，在沟通中帮助他们，安慰他们，带给他们爱与关怀。这样的帮助对于治愈他们的病痛，往往比给他们药物更有效。

苏州大学附属一院消化内科的住院医生夏婷婷，就是这样一位善于用慈心、仁心、去和病人沟通的医生。

消化内科病房经常收住许多疑难危重病人，比如消化道大出血、急性胰腺炎、不明原因腹痛等等，而患者就诊时几乎都是生命垂危、万分焦虑，医护人员除了要用专业知识为患者解除痛苦，还要稳定其情绪，这就需要与家属认真沟通，才能消除家属及患者的情绪,利于患者的治愈。

众所周知,消化科门诊是医院门诊量最大的科室之一,每一位消化科医生每天都要接诊一百多位门诊病人。病人排队看病极不容易,夏医生门诊从不迟到、不早退,对患者的不适主诉都能耐心倾听,给患者满意的诊疗答复,而来不及上厕所、顾不上吃午饭是常有的事。真正以解除患者疾苦为己任,“以病人为中心”,想尽一切办法解决患者的难题。病友们都亲切地称她为“婷婷医生”。

很多人对做胃镜都感到很恐惧,不仅是害怕查出恶性疾病,还难以忍受做胃镜过程中的不适。夏医生遇到那样的患者常常会亲切地安慰鼓励他们,特别是那些没有家属陪同的患者,给患者增强了信心。一次一个长期胃部不适的女性患者,情绪焦虑,还没有开始做就在一边干呕,夏医生再次仔细询问病情,形容做胃镜就像吃面条一样,消除患者的紧张情绪,安慰其进镜时用鼻子缓慢透气,口腔分泌物自然流出,并一边进镜一边告知胃镜视野情况,患者成功完成了胃镜检查,术后直呼:“竟然这么快就好了,一点都不难受!”

夏医生用自己的慈悲心、同情心、仁心和真心,赢得了患者的高度信任,同时也以自己出色的工作为病人解除了疾病的痛苦。

其实人一旦生病,就会心情大变,情绪起伏。我们不难想象,一位身患疾病、精神失落的病人,他是多么渴望能得到别人,尤其是医务人员的重视和关心啊!这种关心和重视,无疑是一味难得的良药,能帮助病人从精神的痛苦中解脱出来,用信心和毅力去战胜病魔。面对病人,一声温和的问候,俨然如一股暖流沁人心脾,刹那间让病人体味到医患之间的平等和亲切,并从中得到心灵的安慰和莫大的鼓励。

在医疗工作中,医护人员要不断地加强自身全面素质的提高,掌握沟通的艺术,努力为患者营造一个舒适、安静、安全、自信的环境。对患者提出的各种各样问题要耐心解释,切忌大声呵斥、简单粗鲁,敷衍了事。医护人员如能和患者沟通的非常融洽,不但可为治疗疾病提供信息,促进疾病的好转,提高疾病的治愈率,更重要的还能及时化解医患之间的误解和矛盾,减少医患纠纷和医疗事故的发生。

美国著名的成功学家史提芬柯维在他赖以成名的著作《与成功有约》一书中，提出了与他人建立良好人际关系的有力武器，就是建立“情感账户”。这个理论同样适用与医患关系。

“情感账户”比喻存在于人与人之间的信任总数。人与人之间的每次互动就像是在“情感账户”中存款或取款，存款是在建立与增强信任，取款是在降低信任。你和打交道的每一个同事或患者之间都有一个看不见的情感账户。例如，当你对对方亲和、有礼貌，遵守承诺，尊重期望，表现忠诚、不做两面人——绝不当面一套、背后一套，能够认错道歉，这些都是在你与他的“情感账户”上存款，增加了彼此的信任。相反，就是在你与他的“情感账户”上提款，降低了彼此的信任度。如果账户上没有存款，或者是提款过度，账户上出现了负数，这表示你与对方的关系已经出现问题，你正在失去他对你的信任和尊敬。因此，如果你平常注意经营，注重做一些往账户上存款的行为，这样，就算偶然提一两次款，账户上也不至于出现负数，也不会轻易出现关系紧张、失去信任的结果。

所以，医务人员要与患者及其家属间建立良好的医患关系，就应该多存款，少提款，并保证存款永远大于提款，这样才能改善我们的医患关系。

有一天上午，一位老太太在候诊室的椅子旁站着，医生看见了便过去招呼她坐下等候，她说没关系，她站着即可。医生就劝她坐下候诊，这样不会太着急，也可以休息休息。她这才说出因为椅子是铁的，太凉，自己身体虚，怕凉而不敢坐。当时是夏天，很少有人怕凉而不敢坐在候诊椅上的。于是医生急忙到库房把他们在冬天为避免病人怕凉而准备的坐垫拿出一块，让老人坐下，这样老人就不会感觉到凉了，并倒上一杯水给她喝，老人很是感激。

在治疗时，医生把坐垫拿到诊室，放在综合治疗椅上以避免让老人感到太凉。这还是一种存款行为。老人要拔掉的是上颌第 8 颗牙，由于是残冠，不小心冠断了，剩下的牙根拔起来有点费劲，拔了大约半个小时才拔下来，这就是一种取款行为，虽然让老人遭了罪，但她没有不满意的情绪，这和医生事先给她拿了坐垫不无关系。试想如果没有前面的存款行为，拔牙时不顺利，老人会不会有不满的情绪呢？很可能有的。后来，老人来拆线时，医生就到库房把坐垫拿出来给她坐上，老人很感激地说，你们想得真周到啊，谢谢！

那么这种与患者之间的“情感账户”就是一种有效的沟通方式，因为这能够让患者感受到医生对自己发自内心的关爱。

怎样才能好好打理自己的情感账户呢？第一，主动称呼你的患者的全名，并把你的手机号码给他，让他需要时随时可以找到你。这是存款。第二，在你的一位同事放假的下午，要求他临时顶替你的工作，因为你有事要外出。这是取款。试想，如果这位同事曾因为有事，要求你临时顶替他的工作，当时你没有答应，这时他会不会答应你，很可能不会，对吧？第三，给你的患者一张生日贺卡。这是存款。第四，注意到你的一位同事工作中发生的问题，并指出他做错的地方。这是存款。第五，由于你太忙了，忘记了你的一位肿瘤患者首次化疗后的间隔周期，他的病情开始加重。这是取款。由于人太多了，患者不得不在门诊排队 2 个半小时才能受到你的诊治。这是取款。患者剧烈咳嗽，你及时拿了一块干净的纸巾递给患者。这是存款。一个患者害怕，哭了，你耐心安慰她，并在之后称赞了她的表现。这是存款。门诊期间，你的手机响了，一个病房紧急患者需要处理，你打了 2 分钟电话。这是取款。由于你太忙了，弄错了一位患者的抽血检查时间，让患者白准备一趟，这是取款。

医患纠纷之所以频繁发生就是因为医生只取款、不存款；或者是取款大于存款。那么存款和取款的比例大约多少合适呢？专家建议是存 5 次取 1 次比较合适。其实这种“情感账户”很好存款，只要医生在平时的治疗中心怀慈悲，多为患者考虑就可以往里面增添不少的储备基金，那么就能和患者之间保持着一种亲密的关系，形成和谐的医患关系。

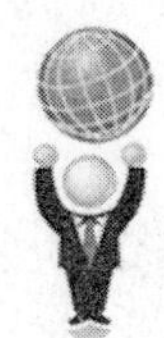

3.

换位思考，站在患者的角度来沟通

现在很多医务人员抱怨病人看病要求越来越多，很难“伺候”；而病人则抱怨看病越来越麻烦，医生脾气越来越大，态度越来越不好。其实，这只是医患双方站在各自立场上各执一词，真是“公说公有理，婆说婆有理”。

作为一名医务人员，要是时刻能够和病人换位思考，那么很多的问题就不会存在了。

布朗夫妇结婚已有20年了，布朗先生每天外出上班，他妻子则在家操持家务。一天晚上，布朗太太羡慕地对丈夫说：“对面楼上搬来了一对年轻夫妻，我注意他们很久了，那个男的帅小伙儿每天出门都有与妻子吻别，回家时也要亲吻妻子，人家多亲热呀！你为什么就不能这么做呢？”丈夫为难地说：“可是，我和那位女士还不怎么熟啊。”

这虽然是个幽默故事，但也不难看出换位思考并不是那么容易做到的。

如果一名医务人员在面对病人的时候能够这么想：

假如我是病人，我希望无论什么时候，只要我走进医院，就能看到一张张亲切、和蔼可亲的面容，以及那循循善诱，耐心解答，细心检查的医务人员；假如我是病人，首先我希望看到医护人员微笑服务和圣洁的天使般形象；假如我是病人，我希望医护人员是我最好的听众，她重视我讲的每一句话，道出的每份苦。那不是我刻意编出的，是病痛于我切切实实的感受。假如我是病人，我希望医务人员待我一视同仁，无论我的身份高低贵贱，我在她心里是一等一重要；假如我是病人，我希望医护人员技术娴熟，知识渊博，让我一百个放心地积极配合治疗。

假如我是病人……假如我是位老者，我希望医生护士如我的儿女，假如我是位青年，我希望医生护士更像我的朋友；假如我很柔弱，我希望医生护士带给我慈父慈母般仁爱；假如我很痛苦，我面对疾病而困惑，我需要医生护士当我的老师，面对疾病带给我未来生活的艰难，我更希望医生护士给我生活的激励；假如我是患者，我希望医生不但具有高明的医技，而且拥有高层次的文明。他们能以亲切的笑容温暖病人，以体贴的话语安慰病人，以精湛的医技拯救病人，以高尚的医德感动病人。

某县医院的内科门诊来了一位主述胸痛的病人，经医生检查，诊断为“急性心肌梗死”。当时医生考虑病人年纪轻，家庭经济情况也较好，就告诉病人家属病人病情的严重性，并建议立即转上级医院做介入治疗，但病人家属坚决不同意。没想到，病人家属还说：“就这么一点胸痛也能死人？上个支架五六万元，他们医生拿到多少回扣啊？”

该院的医生完全站在了病人的角度想问题，也能理解他们的心情，并没有和病人计较，而是着力于如何来治疗疾病。为了不耽误病人的及时治疗，消除病人家属的误解，医生经过病人的学医的朋友耐心沟通，病人最后才同意转上级医院做介入治疗。病人到了上级医院，当天就做了手术，放了两个“支架”。上级医院医生说：“幸亏你们来得及时，否则后果不堪设想。”几天后，病人家属来医院结账时，感激地说：“要不是你们这么重视，我们的人还真危险呢。真不好意思，我们误会你们了，看来事情都不像社会上传的那样，还是好医生多啊！”

换位思考的实质就是设身处地为他人着想，即想人所想，理解至上。作为医院的医护人员，应当从病人的痛苦着想。从病人的心理上的焦虑着想，处处为病人着想了，还会出现患者打医生的新闻吗？还会有戴着头盔上班的现象吗？其实人与人之间少不了宽容，谅解。这也是理解的一个方面吧。这是人与人之间的一种心理上的体验过程，将心比心，设身处地，也是达成理解上不可缺少的心理机制，它客观上要求我们将自己通过这种方式去改变我们固有的思维方式。让我们学会多从别人的角度出发，多方面地思考问题，相信这样一来，我们看问题就会更加全面，与病患相处也会多一分融洽少一些误会和纠纷。

作为医护人员，平日里，要谦虚谨慎，虚心好学，努力钻研业务，使医术精益求精，让病人早日康复，花小钱治好病，这能不让病人感谢吗？其实也不要怪病患的无理取闹或是低素质水平。当有的医院的医生开大处方时，小病当大病治疗时，想过坐在对面的是一个没有任何保障的农民，孩子在上学，家里没有经济来源；当有的医院的医生话说是金刀，动一次手术要让病人一求二拜三上香，想过这个病人已经到了家徒四壁，举债的地步吗？如果换位思考了这个问题，站在对方的角度考虑问题，我们的医患关系还会紧张吗？还会有那么多的医疗纠纷吗？医生还会有什么顾忌？病患还会没事找事吗？

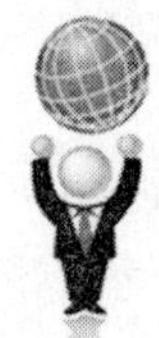

4.

提前沟通，及时对患者说明情况

随着社会的发展与进步，人们自我保健意识的增强，医护工作已从单纯的疾病护理发展到以病人为中心的全方位健康护理。但是，由于我们医疗体制改革相对滞后，优质医疗资源供给不足，医患之间仍然存在着信息不对称以及一定程度上的利益对立等情况，使得医患关系持续紧张。

医患之间不是敌我关系，而是同盟军，共同的敌人是疾病，共同的目标是战胜疾病，在这个过程中，既要靠医生精湛的技术，也要靠患者战胜疾病的信心和积极配合。只有得到患者的配合，才能取得较好的治疗效果。但是如今，随着医患关系的恶化和医护人员形象在患者心中一落千丈，使患者们产生了仇医心理。这样一来更加使医生如履薄冰了。

8月19日刚出生的儿子强强因腹胀，21日转入深圳市儿童医院，24日，医院出具病情告知书，告知孩子有肠梗阻、小肠结肠炎，疑为先天性巨结肠。建议进行造瘘活检手术，手术费超过10万。

陈先生签字拒绝手术，25 日带儿子到广州市儿童医院就诊，称接诊医生开了八毛钱的药，“孩子就治好了，能吃能拉”。陈先生怀疑深圳市儿童医院过度医疗，要求医院撤销科主任，退还 3900 元住院费，赔偿 10 万元。

此事引发网上热议，基本上都是一边倒地指责医院。这就是“八毛门”事件。

事件随后引发医患信任危机，深圳市儿童医院多名患儿因“八毛门”事件影响，患儿家属拒做手术，导致病情恶化。

但实际上，强强的病并不是八毛钱能解决的，而是确信实实的有结肠症。

2011 年 10 月 28 日，备受关注的“八毛门”宝宝强强在武汉同济医院接受巨结肠手术后康复出院，院方受当事人父亲陈刚之托发表了一封感谢兼致歉信。信中，陈先生表示“对专业知识的无知及一时冲动，使深圳儿童医院受社会舆论的冲击，因而承受巨大压力，在此我真诚地向深圳儿童医院的全体医生护士道歉。你们当初对我孩子的诊断是正确的，是我错怪了你们！”至此，“八毛门”画上了一个相对完满的句号。

确实，近年医患矛盾变得越来越突出，尤其是，由于一些特殊事件所制造的聚焦效应，“白衣天使”遭到了前所未有的“妖魔化”。一时间，仿佛所有的医生都成了收红包、开大处方、不负责的“白衣魔鬼”，不但患者人心惶惶，医务人员也人心惶惶。乃至于，在不信任感甚至敌视情绪的推动下，再加上各种利益因素的助推，围攻医院、攻击医生、殴打护士等暴力事件也不时在各地上演，更引发了一些极为严重的犯罪行为。这种谁都无法从中受益的乱局，实为当今社会一大弊。

其实这件事情之所以在社会上引起了轩然大波，除了被媒体的大肆渲染之外，还有就是当事人和医院在这个事件中都采取了回避的态度，各执一词，没有平静下来，直接交流过。院方太过专业的解释，根本无法让公众听明白，因而遭受逃避责任的职责。

这件事应该给所有的医务人员敲响警钟，在治疗的过程中，要和患者多作交流。让他们真正地懂得自己病在哪里，需要接受哪些治疗；还有要使患者对那些暂时出现的并发症要有一个心理准备。

苏医生是一名不厌其烦地和患者沟通的医生，对此，有很多人不理解，因为他们觉得这些话患者根本就不懂。

可苏医生却不以为然，她说“这些事关他们的健康，他们都想知道，而我会尽量用他们能听懂的话来告诉他们。”这种沟通是十分必要的，于是她就举了一个例子：

“有一种药美国产，名叫米菲司酮，药价并不贵，是一种堕胎药，但我却可能给内分泌病人用。如果我把这药给一个七旬老汉用，风波很可能说来就来。病人或家属很可能会投诉，而媒体标题可能会这样写：‘无良医生给七旬老汉用避孕药’。”

苏医生解释说，其实，这个标题，除了“无良”之外，其他表述都没问题，但这却不是真相的全部，米菲司酮最早研制出来是用以治疗肾上腺皮质激素过多，但在临床中意外发现它引发的女性流产率很高，流产与肾上腺皮质激素过多的病人前多后寡，市场前景不言而喻。“药商逐利将此药转产为堕胎用药，但它对治疗肾上腺激素过多，效果确实很好”。

对这样一个可能引发矛盾的“定时炸弹”，苏医生说，之所以以此为例就是想说明，很多医患矛盾只要事先工作做到位都可以避免，“沟通非常重要，必须让病人充分了解”。

在医生面前，患者就像一个“小学生”，医生如何能够深入浅出，把深奥的医学道理用通俗浅显的语言讲清楚，这也是医生的基本职责。但现实中，不少医生对语言的作用不屑一顾。医生不会“说话”，不讲究沟通方式，必然会为医患纠纷的发生埋下隐患。

医务人员接受了正规的医学教育，对病情有专业的认识。这是普通患者不能与之相比的，但是患者对自己的身体是最为清楚的，这也就显示出，医生要提前告知患者病情的重要性。提前告知，不仅能够在一定程度上减少医患矛盾，也能建立一种相互信赖的关系。

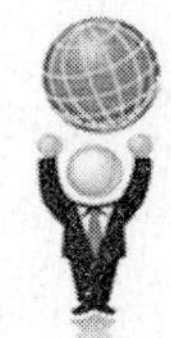

5.用心倾听患者的诉说

一位医学前辈曾讲过一个故事：医院有三个等级的挂号费，依次是5元、10元和30元。一位患者每次来看病，都挂30元的号，哪怕只是开点药。医生问为什么，他说："挂5元的号，医生不说话，也不让我说话；挂10元的号，医生说话，不让我说话；挂30元的号，医生说话，也听我说话。"可见，患者在治病的过程中有诉说的欲望。

李小姐的胳膊上起了红点，去医院接受治疗。为了效果，她不辞辛苦地坐了两个小时的车，去省里面的大医院看病。到了之后，医院里的人很多，排队挂号，四个小时后，她好不容易见到了医生，当然也带着一肚子对病情的疑问。

于是她指着胳膊问："大夫，我想问问胳膊上的这些红点点能不能去掉？"该科医生看了她一眼马上打断她说："你这是毛周角化，很难根治！"随后医生也未告诉她这种病症的形成原因，只说开些药膏回家擦，可能会让红点的颜色变淡。在李小姐就诊的5分钟里，这名褚医生非常"忙碌"：诊室里又涌进三四个护士，有找她领东西的，也有找她看脸上长"痘痘"的，她一边和别人说话一边给李小姐开处方，以致李小姐不时惶恐地问：您是和我说话吗？走出诊室后，李小姐对这名医生的沟通技巧和接诊态度大为不满，自己花了五个小时的时间就换来了医生的五分钟。她认为自己还没说完病情，就被医生打断了，自己还不清楚这个病及具体诊治方法，医生已经开好了处方。

医生的语言、表情、姿态在医患沟通中起着关键的作用。医生在听取患者描述病情时，应采取关注的表情和关注的眼神，这些举止都传递着一种信息：我理解你的痛苦，我很重视你，我乐于帮助你。作为医生，最大的禁忌就是头也不抬地写病历。

据世界卫生组织的调查结果显示:病人诉说病情,平均 18 秒钟就被医生打断。在就诊中常常会发生医生强行打断患者诉说症状的事情,对此引起了很多患者的不满。病人往往对自己的病情格外重视,在排了很长时间的队后,是抱着对医生极大的期望的,但在诉说的过程中却被医生不耐烦地打断了,更有甚至都没有机会开口,以至于,病看完了,病人还是一无所知,这就与之前的期望之间产生了一个极大的落差。于是有很多的病人抱怨说医生治病就像修理机器,根本不愿多解释一下病情,根本无视病人的想法。

倾听是最重要也最基本的一项技巧,但遗憾的是,它常常被繁忙的医生所忽视。医生必须尽可能耐心、专心和关心地倾听病人的叙述,并有所反应,如变换表情和眼神,点头作"嗯、嗯"声,或简单地插一句"我听清楚了"等等。饱受各种痛苦折磨的病人,往往担心医生并没专心听他们的诉说。疑虑和抱怨多、说话倾向于重复的病人,尤其需要医生有耐心。有时,病人扯得离题太远,医生可以礼貌地提醒病人,请他回到主题上来。总之,医生不要干扰病人对身体症状和内心痛苦的诉说,尤其不可唐突地打断病人的谈话。可以说,倾听是发展医患间良好关系最重要的一步。诊断的错误,病人对医嘱的不依从等,常常是医生倾听不够所致。

日前,一位 80 多岁的老太太从河南周口市一家乡镇医院转到郑州市三院肾内科就诊。当时,老人面色苍白,血色素只有 3 克,严重贫血,同时伴有下腹疼痛,排不出尿,她戴着的导尿管里边滴出的是一滴滴血尿。

老太太家属说,在乡医院做 B 超检查时,发现膀胱内有一个比成人拳头还大的肿块,当地医生诊断为"膀胱肿瘤",建议做手术。

该院肾内科主任医师吴宪鸣看了病人的 B 超检查结果后,就详细地询问病史,当问及患者排尿情况时,老太太的儿媳妇一个不经意的回答却引出一个重要信息。她说:"老人排尿困难,由于憋得难受,三天前,乡医院的医生一下子为老人导出半盆尿。"

这句话立刻引起吴主任的重视。他再次触摸老人下腹部的肿块后，为老人做了“双合诊”，立刻，一块块的血从尿道排出，之后，又为老人做了膀胱冲洗，老人立即感到轻松。经B超检查，腹部肿块消失了。由于得到正确诊断，老人免除了开刀之苦。

有时候倾听也是一种治疗。很多医生只是凭借着机械来诊断病人的病情，其实这远远没有倾听病人的诉说来得正确。病人才是最了解病情的人，听着他们的诉说，远比那些呆板的数据更能说明问题。病人在接受医生治疗的时候，要是医生治好了他们身体上的病痛，却让他们留下了心理上的病痛，病人还会感激你吗？

关心病人比关心病更重要。医学无论怎样发展，其出发点和归宿点都应该是人。作为一名医务工作者，每天都要接诊病人，语言沟通艺术相当重要。医患交谈是收集患者病史、协助诊断治疗的主要渠道。所以医生在治疗的过程中一定不要打断病人对病情的诉说，而是要用心地去倾听，这样不仅能更好地了解病情，也能和病人达成情感上的共鸣。

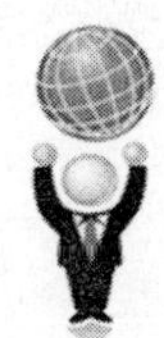

6．告诉患者坏消息时更需要策略

医生在面对无数的患者的过程中，总难免会碰到一些不得不亲口说出一些残忍的坏消息的时候，那么，这些消息究竟该怎么说才会让患者更好地接受呢？

“你的病已到了肝癌晚期，像你这种情况死亡率为百分之七八十！”“很遗憾，你的病情已到了肝癌晚期，情况确实不容乐观。但有20%的希望能战胜病魔，希望你不要轻易放弃！”虽然面对的都是肝癌晚期患者，虽然告诉患者的都是一个坏消息，但由于医生表达方式的不同，带给患者的感受也有天壤之别。

"坏消息"是与人们的根本愿望完全相反,可以引起情绪剧烈变化的消息。任何一个病人都不希望自己患的是"恶性肿瘤",所以恶性肿瘤就是坏消息。坏消息对人们的心理打击是巨大的,其破坏力远远超过癌症本身对躯体的影响。

有一位年仅30岁的女护士,患的是中期直肠癌,患者平素较为软弱,多愁善感,性格内向。首诊医生给予保护性的"隐瞒病情",按"痢疾"服用消炎解痉药物,大便次数由每日10余次减少为每日2～3次。患者自觉病情好转,利用假期回到上海探视父母,回家后由于饮食不洁引起大便频数、脓血下痢,到上海某医院诊治,医生肛诊检查后当即告诉患者是"下段直肠癌",并且已经超过直肠半个肛径。这个"坏消息"给患者以致命打击,病人拒绝进食和饮水,半个月后骨瘦如柴,一个月就衰竭去世。

显然这个患者不是死于癌症本身,而是丧命于"坏消息"引起的"情致病",所以坏消息的破坏力远远超过人们的想象。但是坏消息传递得力,会对肿瘤的治疗起到明显的促进作用。

在临床的过程中,病人的心理对病情的影响是巨大的。这就要求医生在告诉患者坏消息的时候,必须要注意以下五个方面。

(1)换位思维:假如我是病人,我希望了解什么?

(2)因人而异:有的人对坏消息惧怕的要命,有的人对坏消息拒不承认,有的人对坏消息无所谓,也有的人听到坏消息后心灰意懒、自暴自弃,所以要因人而异,采取不同的方式告知患者的病情。

(3)循序渐进:坏消息不能一捅了之,要根据患者的接受能力,分期逐步的透露坏消息的内容。

(4)避重就轻:如患者得了胃癌,开始时告诉病人患了胃溃疡,后来又提及可能有溃疡部分恶变,解释需要手术治疗的必要性,告知此病早期治疗效果很好,完全可以根治。当然,这要树立患者对医生完全信任的基础上。

(5)鼓励信心和斗志:精神调理是患者康复的基石,告诉患者三分治疗七分养的医学道理,宣传"病人的本能就是自己的医生,而医生是帮助本能的"。

总之,要是告诉患者"坏消息",一定要注意技巧,逐步给患者灌输信息，即在首次告知坏消息时披露每个细节内容。最好在告知前告知患者，若内容太多、难以消化，任何时候都可以举手示意医生停下。最后，切勿说“我无能为力了”，你可以承认医疗技术有限，比如可以说“我希望能有针对你病情更有效的疗法”或“我希望有一个魔药或魔杖帮你驱走癌症”等等。要确定患者想了解到什么程度。大约 90％的患者想了解其病情的全部情况，但所有患者都想了解治疗的方方面面。医生在缓解患者对死亡的恐惧方面也能起一定的作用。无论是哪种疾病，大多数患者都认为在他们死之前某个症状会越来越重，疼痛也逐渐加剧。

要有意识地形成并使用同情的语气，这很重要，因为这类患者在接受调查时表示医生的态度是最重要的因素，信息的清晰和隐私也很重要，但重要性次于医生的态度。

此外，要留出沉默的时间，让患者自己体会信息内容。给患者充分的时间去反应、回答和提问，同时留出患者哭泣的时间，这是许多医生会面临的一个真实的境遇，医生往往很难在投入感情后还能完全自制。他们不善于告知坏消息的一个原因就是担心自己的反应，他们自己也会难以自拔。

另一个要询问患者的重要方面是“医生告诉你还有多少时间了吗？”一个正确的预后判断有助于患者及其家属做好准备，作为医生，在这方面应该对其直言不讳，如若不然，他们会找其他人询问，如果仍无人给予答复，他们会离开长期护理机构。经验不足的医生以及与患者建立了长期、良好关系的医生，在告知患者预后方面尤其困难。要对患者坦诚相待，但应避免使用“3 个月”之类的精确时间。如果患者询问更确切的预后，则告诉他们很难回答，因为确实如此。如果你对告知坏消息仍感觉不自在，则将患者转至其他能胜任者，而不应勉强自己去做。

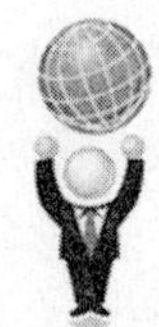

7.警惕这些沟通禁忌

在治疗过程中，良好的医患关系对治疗有着重要的影响。许多病人会对他信赖的医生说，“我一看见你，病就好了一大半”或“听您这么一说，我感觉好多了”。相反，消极的医患关系不仅增加病人的痛苦体验，还会明显降低病人对医嘱的顺从性，影响治疗效果。这也说明，在治病的过程中，沟通是其中一个很重要的环节。

良好的沟通有利于病情的治疗，这是医患双方都乐于见到的。但患者在就诊期间，心理十分脆弱，他们不希望，也接受不了一些冷漠、生硬、刺激的话语。这一点是医务人员需要特别注意的。

那么，医务人员在和患者的相处中，究竟有哪些沟通禁忌呢？根据一项以“医患交流”为主题的调查显示，以下十条为主要沟通禁忌。

1.怎么拖到这么晚才来看病？

2.跟你说了你也不懂。

3.谁让你抽这么多烟的？（让患者觉得病是自找的）

4.想不想治？想治就回去准备钱吧。

5.害什么羞，人体器官我们一天看几十个，没啥隐私可言。

6.到外面等着去！（当门诊里人特别多时，医生这样说）

7.你知道这病的后果有多严重吗？

8.没事儿别瞎担心，你的毛病多半是自己吓出来的。

9.我推荐的药你不吃，后果自负。

10.偏方别乱用，毛病都是吃出来的。

除了调查中我们所列出的那些话，很多患者也反映，有些医生说话特别“噎人”。比如一个患者去年在一家肿瘤医院住院时，听一位即将出院的病人跟主治大夫说：“谢谢您，再见。”结果那个医生却说：“你就别谢我了，过一年你要还能见到我就不错了。”另一个患者因为心脏病犯了，要做导管介入治疗，听说要把很长的管子从大腿根插到心脏里去，心里直打鼓，就问大夫：“这个技术没什么问题吧。”本来是想让医生安慰自己一下，结果对方非但不解释，反过来说：“我们还担心你有问题呢。”这些患者指出，医生说话一定要照顾病人的感受，有时候虽然说的是大实话，但说话的方式却过于伤人。不过，令人欣慰的是，也有相当一部分病人反映，现在医生说话比以前客气多了，太“噎人”的话已经很少听到了。

仔细听听，这些话听起来是满刺耳的，如果自己不是医生，也是患者的话，这些话听起来的确不舒服。这样自然会给患者带来心理上的反感，造成双方的不和谐。其实医生要多多地为患者考虑，理解一下他们的心情，也就不会用这么粗暴的态度来对待他们了。

比如说：有的患者因为医院里人很多，挂个号又不容易，特别是专家号，往往要排很长时间的队，所以看病的时候特别关心前面还有几个人，总想凑近去看看；还有就是唯恐叫过号，自己的队就白排了，所以希望离得近一些。可有在这种情况下，却被某些医生一句粗暴的“到外面等着去”，这的确让他们很难接受，觉得这非常不体谅病人，最终造成不必要的误解。

有一次，科里一位医生接诊刚入院的病人，这个病人问了医生好多问题，比如能不能除根、多长时间能好、哪个药最灵等，那天医生可能心情不好，并且比较忙，被问烦了，就很不耐烦地对病人说：“你这个病一辈子好不了了，让家里人赶紧凑钱去吧。”后来，这个病人跑到医院的小花园里哭了很长时间。医生如果控制不好自己的情绪，就可能对病人产生不良影响，她认为：现在很多病人伴有抑郁症状，医生对此应该负一定的责任。

的确，在医患双方接触的时候，病人本身就处在弱势地位。他们的心理承受能力相对而言也是最为脆弱的时候，那么医生在这个过程中，一定要注意与之沟通的语言和方式。更加需要注重对他们的心理保护。

因此，医务人员就要注意规避那些沟通禁忌，有些话说了反而不如不说的好；那么有些人就直接表示自己不说话，那也是不行的，不说则会让患者觉得冷漠无情。这样一来，医务人员究竟该在整个医疗过程说什么话才是对的呢？

其实只要注意有技巧地使用保护性语言，避免因语言不当引起不良心理刺激就可以了。对不良的预后在病人没有心理准备的情况下不直接向病人透露，以减少病人的恐惧，可以先和家属沟通。伤害性语言会给人以伤害刺激，从而通过皮层与内脏相关的机制扰乱内脏与躯体的生理平衡。如果这种刺激过程过强或持续时间过久，会引起或加重病情。

医患沟通时应尽量避免使用以下几种伤害性语言：

(1)直接伤害性语言，如“你这个病人真不讲理。”“你的病已经没治了！”“你早干什么去了？”

(2)消极性暗示性语言，如“这样的治疗结果已经是最好的了。”“你来晚了。”

(3)窃窃私语。

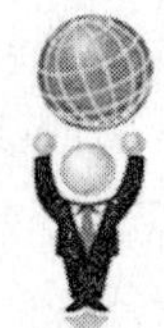

8. 良好的礼仪修养是促进医患沟通的桥梁

在医患接触时，病人首先感受的是医生的举止、风度、语言等外在的表现，美好的言谈举止可使病人产生尊敬、信任的情感，增强战胜疾病的信心，这正是现代医学模式所要求的。

医务人员必须讲究文明礼貌，注意修养，养成良好的举止习惯。因此，现在的医务人员，不但要有娴熟的医疗技术，还要熟悉礼仪，有一个美好的职业形象。

医生要有礼貌。有礼貌，是相对冷漠、粗暴而言的。医生是有文化、有知识的人，从他们的谈吐中应该体现出高素质，高品位。讲礼貌，绝不是要求医生放弃医疗原则，或对病人卑躬屈膝。其目的是使病人感到较轻松和亲切，增加对医生的信任感。

接诊病人时，不要以为那只是医生在了解病人的情况。实际上，双方都在互相了解。病人才会叙述自己的病情，回答你的提问，配合你的查体。与此同时，他也在注意观察你的仪表举止，试图通过某些外在形象进行推测，力求对你的本领和为人做出自己的结论。而这些，又会在一定程度上影响他对恢复健康的信心。很难想象，一个不修边幅的，举止不礼貌的医生是一个值得信赖的好医生。所以医生要注意自己的医疗与礼仪。

仪表风度是一个人的文化素养和道德情操等内涵，通过谈吐举止自然流露出来的。医生和患者要建立相互尊重的关系。和谐医患关系的基础是医患双方相互尊重，只要在沟通交流中说出一个“请”，一个“您”，一声“谢谢”，一句“对不起”，患者立即会感受到医护人员对他的尊重，同时也体现出把患者摆到平等的人格地位。医生只有站在和患者平等的位置，才能更好地收集患者资料，做出正确的诊治。

一名护士给患者输液，由于患者血管太细，扎一次没成功，又拔了出来。这时，护士轻轻说了声：“对不起。”

患者很惊讶，说：“你又不是故意的。”

护士说：“生病本来就很痛苦，我不该再增加你的痛苦。”

一句话，让患者久久难忘。

医生善待病人，绝不会贬低自己，只会受到更多的尊重。礼貌，并不需要用很多时间说客套话。根据病人年龄、性别、外貌，考虑一个恰当的称呼，说声“您好，请坐”，几秒钟就可进入正题。以关心的态度问病史，询问病史时，医生的基本态度是关心，千万不能像“审讯”。

面对自己每天的工作应抱着热忱的态度，而不应萎靡不振，给患者不信任的感觉。医生的诊室应该保持整洁、干净，桌上的各类文书、纸张摆放有序，反之则会给病人留下此医生办事条理不清、很凌乱的印象。

在跟患者交谈时，在诊室就座应端庄大方，避免一些小动作：如挠头、摸脸颊，玩弄手中物品，跷起或抖动双腿的姿势等。这些小细节足以给病人一种不值得信任的印象。要站立仪态高雅，行走稳健轻盈。

双方的距离要适当，太近或太远都不好。正常医患之间的会谈，双方要有适当的距离约为一个手臂的长度，以避免面对面的直观，这种位置使病人和医生的目光可以自由地接触和分离，而不致尴尬和有压迫感。可根据患者年龄、性别因人而异，选择合适的距离。如与老年、儿童距离可适当近些，以示尊重和亲密，年轻的医务人员对同龄的异性患者则不宜太近，以免产生误解。

做诊疗和处置时，动作轻快，不要将器械随手乱丢，甚至弄出明显声响，会给患者一种轻视他和不耐烦的印象。直接接触病人时，注意手的温度，做诊疗前给予必要提醒。

目光接触，这是行为举止中最重要的一种信息渠道。眼神既可以表达与传递用语言难以表达的情感，也可以显示个性特征并能影响他人的行为。一般而言，目光接触次数多少、时间长短及目光转移等，都能反映会谈者兴趣、关系、情绪等许多方面的信息。对以上来说，一方面要善于发现目光接触中所能提示的信息，感觉到病人的反馈信息，并能予以正确理解。另一方面要善于运用目光接触反作用于病人，使其受到鼓励和支持，促进良好交往与双方的关系。目光相互接触时间长，则成凝视。在临床上，医生和病人交谈时，要用短促的目光接触检验信息是否被病人所接受，从对方的回避视线，瞬间的目光接触等来判断对方的心理状态。

病人和医生谈话是一个双向沟通的过程，医务人员把所理解的内容及时反馈给病人，理解病人的情感。同时，可采取目光接触、简单发问等方式探测病人是否有兴趣听，听懂没有电灯，已决定是否继续谈下去和如何谈下去。这样才能使谈话双方始终融洽，不知陷入僵局。

语言是交流的工具，是建立良好医患关系的一个重要载体，医务人员必须善于运用语言艺术，达到有效沟通，使病人能积极配合治疗，早日康复。

第八章

以真心，换真情：理智应对投诉和纠纷

投诉是病人的权利，也是有利于监督和改进医护工作的一种有效方式。所以不必为患者的投诉而大伤脑筋，而是应当理智、认真地对待投诉甚至纠纷。站在公正、公平的角度，理清医患的责任，真诚地为病人解决问题，巧妙地处理危机，以情促情，将心换心，就事论事，以理说理，不急不躁，不推不避，勇敢担责，从而赢得患者的理解，促进医患关系的和谐。

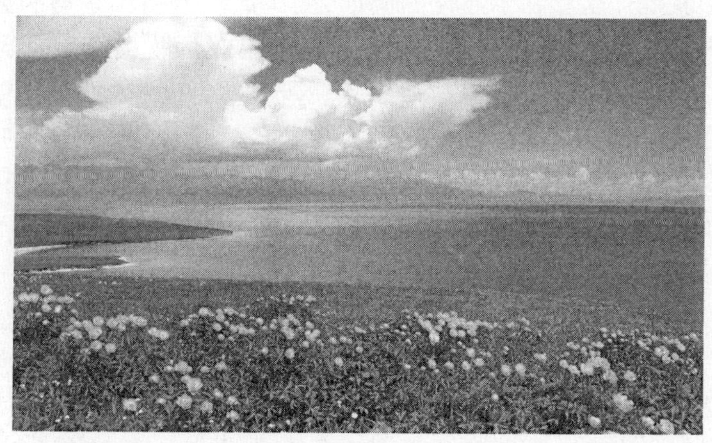

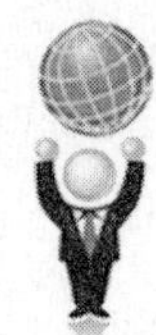

1.

勇于承担，不要逃避

医生和病人，是两个非常有意思的群体。他们既对立，又统一，既充满了矛盾，又体现着和谐。他们可以在瞬间成为朋友，又可以在瞬间成为仇人，他们的关系很微妙，很复杂。原因不外乎两个：生与死。

生命就是一切！在生与死的面前，生是最高的目标。当病人生命垂危之时，他渴望医生能够挽救他的生命。如果医生做到了，一切都变得和谐，医生成了病人再生父母、救命恩人，甚至成为一生的朋友。如果生命未能得到挽救，病人被死神收留，医生便会成为病人家属愤恨的对象，一切便显得不再完美，所有的关系不再和谐，所有的表情变得尴尬，所有感激变成了哭闹。于是在生与死的面前，医生和病人，没有一方不显得脆弱。只是，医生在这个事件中占着主动权，因此一定要比患者理智地面对问题。

4月20日早晨7时许，李京梅因为临产，被送到郭庄镇卫生院。当时，医院没有给她做B超检测，只在9时许给她打了催生针。上午11时许，她感觉孩子要生了，但此后近两个小时，孩子却迟迟不能落地。这时，她和家人要求转院，但助产师却表示，孩子头已经露出来了，不能转院。直到下午3时许，孩子已脸色发紫，胎音微弱，助产师才叫来另一位王大夫，通过胎吸把重4.05公斤的孩子接生下来。当她抱着孩子称重时，发现孩子的胳膊已经断了。

随后，助产师告诉李京梅，她的阴道严重裂伤，缝不上，而且孩子右臂已经骨折，要马上转到平度市人民医院。经平度市人民医院检查，孩子右肱骨骨折，产妇阴道三度裂伤。

出院后，面对高额的医疗费用，李京梅和丈夫多次到郭庄镇卫生院，要求赔偿治疗费、误工费等5万元，但该院一直不予正面答复。

事后该卫生院的马院长表示，对孩子造成人身伤害一事，他觉得大夫并没有什么失误。由于孩子属巨大儿，而医院又无剖腹产设备，只能采取胎吸方式进行急救。而对于赔偿问题，马院长觉得这并不属于医疗事故，但是，他们医院出于对孩子的同情，愿意给他包括医疗费在内10000元的补偿。

医疗事故是医患双方都不希望出现的，但谁也没有办法保证每一次医疗都会成功。那么对于这个问题，医生只能不断地提高自己的医疗技术，医院提供最好的医疗设备，以此来确保治愈的成功。可以，一旦出现了医疗事故，医生不能逃避，而是要勇于承担。患者本来作为弱势群体就遭受了一定的心理压力，要是他们在治疗后没有得到预期的效果，肯定不能避免内心的不满，这时，要是医生还回避问题，那么医疗纠纷的出现就是一种必然了。其实大多数患者都是通情达理的，只要医务人员愿意和他们面对面地解决问题，他们都是可以理解的。即使是暂时性地情绪激动，也不会发生"医暴、医闹"的恶劣后果。

上例中的医院就是对医疗事故采取了回避的态度，不敢与之心平气和地处理，并且还推卸责任，致使患者对该院彻底丧失了信心，失去了信任。一万元的补助让人看不到同情，而是一种心虚的表现。最终导致了对簿公堂的后果，而该院的形象更是一落三丈。相信要是他们在事情发生的时候肯积极地处理，后果就不会如此恶劣。

无独有偶，同样的悲惨的事情还发生在2010年的7月。根据当事人的回忆：

在上海杨浦区打工的农民工唐泽志扶着即将第二次临产的妻子裴传琴踏上了返回安徽含山县老家的列车。

在老家等待妻子临产的几天，唐泽志天天看到县电视台播出的含山县平安医院打出的广告："产妇包接包送，权威专家会诊，产后上门服务，免除你一切后顾之忧……"电视画面上产妇的笑容和孩子刚出生时嘹亮啼哭，让唐泽志下决心送妻子在平安医院就诊。

2010年7月28日一早，裴传琴腹部阵痛，唐泽志收拾了一些简单物品带着妻子来到含山县平安医院。两人一到医院门口便有些失望，医院外表破旧、内部杂乱，与广告上宣传的相差甚远。

医护人员告之，当天妇产科主任因家里有事不来了。

唐泽志决定带妻子去别的医院，此时医院院长追了出来对唐泽志说："你们如果不放心，我们从巢湖市请权威妇产科专家为你妻子做剖腹产手术，保证万无一失。"院长的承诺打消了唐泽志的顾虑，为妻子办理了住院手续。

之后发生的事，唐泽志是这么说的：

"我们刚办好住院手续，护士便来通知十分钟后手术。我心里疑惑，这么短的时间就把专家请来了？当时老婆肚子疼得越来越厉害，我来不及多问，连忙帮着护士将她推进了手术室。"

"一刻钟后孩子出生了，是个女儿。我问护士：'我老婆还好吗？'护士没回答，抱着孩子清洗去了。时间一分一秒过去，传琴还没出来，我趴在手术室门口往里看了看，什么也看不见。这时，院长从手术室走出来，我迎上前问：'大人有危险吗？'院长镇定地说：'大人没事。'我看着医生护士进进出出，心里七上八下，有种不好的预感，便提出将妻子转到含山县第一人民医院，院长没同意，并一再向我保证产妇绝对不会有事。"

"一个小时过去了，院长从手术室出来说：'胎盘前置戳破了产妇的子宫，要想保命必须切除。''你不是说请专家为产妇动手术吗，专家究竟来没来？'院长始终不说话。"

"我有个朋友是医生，便打电话请他拿个主意。通话过程中，院长再次出现在我面前：'产妇的子宫已经切除。'我的手机一下子掉在地上，医院怎么能在未征得病人家属同意的情况下擅自手术呢？我心里又气又急……"

当天中午12时，离裴传琴进手术室已经两个小时。此时，裴传琴的弟弟和母亲再次提出转院，但院方认为转院会耽误抢救时间，再次拒绝。

一会儿医生走出手术室对家属说："病人血没止住，急需输血。"

唐泽志说："原来平安医院没有血库，手术前也没备足应急用的血浆，医生让我们去献血，妻弟当时非常生气：'手术前干吗去了，你们把病人的命当什么？'岳母急得没办法，一再劝我们忍忍……"

"我是A型血，妻子是B型血，血型不合，抽了也不能用。我把自己的血型告诉护士，对方说：'先抽了再说。'"

"下午1时50分，最怕的事情还是发生了。医生走出手术室，宣布妻子因抢救无效死亡，随后护士把她推了出来。我看见病床上全是血，妻子脸色苍白，头发凌乱地贴在脸上，手脚冰凉像睡着了一样。岳母因承受不住打击晕了过去，我趴在妻子身边痛哭，不让任何人带走妻子。家人没法，只好把妻子的'遗体'推进了病房。"

裴家人撕心裂肺的哭声惊动了整个医院。

大约一小时后，唐泽志突然感觉妻子的手动了一下，紧接着又动了一下，他擦干眼泪对岳母说："妈，传琴还活着，你看她的手动了一下。"唐泽志抓着妻子的手呼喊着："传琴，你醒醒，咱们的二女儿刚出生，你别丢下我们……"在丈夫呼喊中，裴传琴微微睁开眼虚弱地说："泽志，救救我，我疼。"

"她没有死！"唐泽志从地上爬起来语无伦次地向家人说："你们守着传琴，我去找医生。"

"我冲出病房，刚好见到一个医生：'大夫，我妻子没死，你们快救救她。'医生像见了怪物一样挣脱我的手快步离开。我又找到一位护士：'快去找院长，我妻子还没死。'护士进了一间病房，把门反锁上任凭我敲。"

"我从一楼跑到二楼，二楼跑到三楼，见到医生便跪在地上哀求：'求求你救救我妻子，她还没死，还能说话……'我的头在地上磕得直响……我跑遍了医院的所有楼层，不知给多少医生护士下跪……后来，全院上下竟然见不到一个医护人员。我跪在院长办公室门口，使劲拍打着办公室的门，可没有一个人出来帮忙。”

这时，妻弟哭着跑来说：“姐夫，我姐快不行了。”唐泽志跌跌撞撞往病房跑去。

此时，裴传琴已经陷入昏迷，血打湿了白床单直往下滴。唐泽志跪在妻子身边颤抖地说：“传琴，我是泽志，你醒醒，医生就来了。”裴传琴微微动了一下手，眼泪顺着眼角流了下来……这次，妻子真的走了。

产妇故去两天后，医方对于裴传琴的死亡原因一直没给出确切说法，甚至连个道歉也没有。医院冷漠的态度激怒了唐泽志的家人，他们打着横幅在医院门口静坐。

从这两个事例中，我们不难看出当今医患关系恶劣的原因。正是有一些医院和医务人员缺乏一定的专业技术，导致了病人不能及时得到救治，并且在事情发生之后，也不能积极地面对问题，只是一味地推卸责任或者是逃避。

医患之间的关系是复杂的，这并不代表他们之间的关系就不能和谐。其实要建立良好的医患关系，医护人员首先就要赢得患者的信任。在医患交往中，医护人员要不断提高思想和业务素质，在提高医疗工作能力的同时更要注重医患沟通技巧，多与患者交流，视病人如亲人，多同情、多体贴，对病人的询问做到有问必答，耐心解释，利用每次与病人接触的机会为病人讲解相关的问题，增加相互理解，促进病人的早日康复。另外，在制度上要形成监督约束机制，在医疗服务过程中，严把检查、诊断、治疗、护理质量关，减少医疗差错，让病人享有充分的知情权，看病能看得明明白白。

其实医患双方都知道，医疗纠纷是颗隐形的炸弹，一不小心就会将其点燃。在这个过程中，最重要的是要让患者看到医务人员的责任心，看到积极面对的态度。医务人员要时刻警醒自己不要发生投诉和纠纷，可一旦发生了，就要勇于担当，负起该负的责任，而不是推卸和躲避。

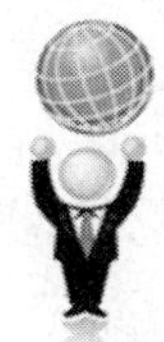

2.

患者知情是权利，医生告知是责任

最近，实习医生小涛的情绪很差，让他萌生了转行的想法。原因是他被一名患者给投诉了，为此还被上级批评了一番，对此他觉得很是委屈。

事情是这样的：

患者柳小姐最近在一家三级医院就医时，遭遇了一系列的不愉快：当她向医生了解自己的病情和治疗方案时，遇到了冷漠地拒绝；当她出院结账后就账单的某些项目向医务人员询问时，得到的是充斥着专业术语的解释，最终也没弄明白是怎么回事；而且有些检查项目在经了解后，她认为如果医生当时就向她作充分解释的话，她根本就不会同意做这些项目。于是，她就向医院投诉了这名年轻的实习医生。

小涛觉得病人是在找自己的麻烦，医院的病人那么多，哪里有时间和这位患者耽误。再说病人根本就不懂病情，和他们说了也没有用。

其实这样的医患纠纷每天都在发生，大多数人都有过这样的经历。让人感到困惑的是，为什么如此典型的问题，却一直没有得到解决。

造成这种现象的原因是多方面的：第一，现在有很多国有医院仍带有计划经济的烙印，医务人员的服务观念仍然没有及时转变过来。第二，一定程度上存在“店大欺客”的心理，一些大医院、名医院的医务人员觉得自己不愁病源，我的服务态度差没关系。第三，医务人员对于患者的权利不了解，认为患者的要求是无理要求，不予理会。第四，确实也存在医务人员工作繁忙，没有时间、精力逐一解答患者的各种问题的现象。第五，大多数患者并不清楚自己在就医时应享有的各种合法权利，不敢理直气壮地向医务人员主张自己的合法权利。

无论谁生病去看医生，都希望知道自己生了什么病，用什么方法治疗，吃什么药才能好起来。这是病人的正常心态，也是病人应该享有的知情权。

病人要求满足知情权是正当的，不仅因为病人花钱买了医疗服务，应当得到相应价值的权利，而且技术上是医患关系中的弱者，缺少医疗方面的知识，自己无法为自己进行治疗，只好把生命托给医生。那么，医生、护士就有特定的义务和责任，对病人实施正确的治疗，向病人及其家属告知诊断结果、治疗方案和用药等方面的情况。作为医生，应该尊重和满足病人所应享受的这种知情权。

小涛并不懂得"患者知情是权利，医生告知是责任"的道理。固然患者不可能会像医生那样了解医学术语，但是这绝不是不告诉他们病情的原因。病人对自己的病情有知情的权利。因此在治疗的过程中，医生有义务用病人能听得懂的语言来向病人说明，并且有义务告诉他们所接受的治疗会产生什么样的效果。

然而，现实生活中的病人却往往得不到这种权利，即使询问也常常被医生敷衍。有的医生还没有了解清楚患者的症状，就挥笔开出了一大堆化验单和物理检查项目，将病人推给了机械和生化诊断。有的医生一边接电话或与他人说话，一边给患者听诊或切脉。对上述非规范诊断程序、过程和不负责的做法，如果患者提出疑问、询问和请求，遭遇的常常是医生的白眼。还有病人看不懂化验单、X 光照片和其他物理诊断数据单，如此摸不着北自然要问医生，但却很少有医生会给予耐心的解释。

作为医生，不仅在医术上应该精益求精，给患者最佳的治疗方案和正确有效的治疗，而且应该具有仁爱之心、崇高的人格和强烈的责任感，能够尊重病人，尊重患者的知情权，尽量减轻病人及家属的心理负担。

小任是一名人民教师，戴隐形眼镜七八年了，听说了某眼科医院做近视手术比较厉害，想趁这个暑假把近视手术做了。

2012 年 6 月 18 日，他先去该眼科医院做检查。上午 11 点多赶到医院，下午 3 点左右才做完检查。耗时近 3 个小时，原因很简单，医院等待检查的人实在太多。虽然很不耐烦，但说实话，因为有这么多人，这也加深了他对该眼科医院治愈信心。

做完检查后，他就带着检查结果去找接诊医生。医生仔细翻看他的一沓检查单，得出的结论是：只能做晶体手术。可是他并不想做晶体手术，而是想做激光近视手术。但这个要求却被医生给拒绝了，并且医生一脸无奈地说，不愿意做晶体手术，就只能继续选择戴眼镜。

这个结果让他感到非常愤怒，因为他在之前特意上网查了有关方面的资料，他知道眼睛没有到1000度是可以做激光近视手术的。

医生耐心地解释，你的近视度数双眼均在800度左右，散光75度左右，这个度数在激光近视手术考虑范围内，但是你的角膜厚度偏薄，双眼角膜均在480微米左右，仅这两个数值参考，不匹配做激光近视手术。

听完这个解释，他接受了这个意见了。虽然这和他的期望之间的差距很大，可是医生将他的实际情况都告诉了他，他就开始信任这个医生了。后来，他接受了晶体手术，手术后的效果让他很满意。

正是因为医生详细地告诉了他病情的详细情况，使得病人非但不责怪医生不按他的想法进行，反而深深地折服于该医生精湛的医术。使得病患之间的关系达到了和谐。

这样的事例其实是值得我们所有的医护人员借鉴的。很多患者对于自己的疾病并不了解，因为患者缺乏专业的医学知识，即便现在网络发达，很多疾病都可以像小任一样在网上先了解一下，但这仅限于了解，并不能有效地针对自己的病症，而且患者对先进的医学技术更不可能有深入的了解。所以，耐心、仔细地给病人解释清楚，促进病人深入了解医生的治疗方案，明白为什么应当这样治而不是那样治，是非常必要的。这对于加强病人的配合、促进医患之间的相互理解、增进医患之间的和谐相当重要。同时，患者有了解自己的病情、治疗方案和相关情况的权利，作为医生，告知患者这些情况也是基本的义务，绝不可随性而为，剥夺患者的这种权利。只有医护人员随时都有这种告知的自觉，与患者的沟通也才最有效，医患关系的改善也才成为可能。

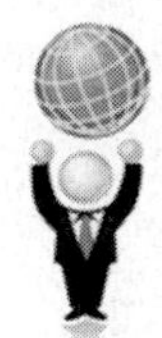

3.

不被投诉，不代表你做得好

她是个“小医生”，她认真上班，工作四年以来没有出过医疗事故，也从没有被投诉过。在同事和患者的眼中，她是一个开朗负责的医务人员。但是她的三条微博一下子将她推到了风口浪尖，也引起了社会再次对医务人员医德的质疑。

2011 年 2 月 16 日，汕头市中医院的李护士在微博发牢骚，说她看护的病人血压正往下跌，有可能半夜去世，她得起床收尸，“但还是希望她挺过今晚，这大冷天的，我暖个被窝不容易，您能等我下班再死，好不”。为此，“家属无数次要求拔掉输液管让病人安心而去，我一再拒绝，硬把她的生命延续到了今天”。最终，2 月 17 日下午，病人宣布临床死亡，此刻李护士已经下班，正如她所愿：“今晚可以睡个好觉！明天可以出游了！”

于是舆论批判似大海浪潮，一波接一波，亘越亚非，如期而至。诸如医德的亏欠、职业伦理的沦陷、终极关怀的缺失等，不管是原子“蛋”，还是“原子弹”，一股脑往上扔。

我们尊重个人表达的权利，但前提是要求其遵循法律和社会道德底线。这名医护人员的“真性情”对待他人生命的麻木和冷漠，无疑是在挑战整个社会的道德底线。并且，这样的冷漠和麻木，所折射出来的正是医德缺失的一个缩影。

事后，李某于 24 日晚重新注册微博，发出道歉信，向公众致歉。医院将她调到了医院洗衣房工作，并停止处方权的处置。

一个从未被病人投诉的医务人员，一个对待工作认真负责的医务人员，难道就一定是个被病人认可的医务人员吗？我们都知道，一个医务人员的医德并不是做给人看的，而应该是一种发自内心的体现。

医乃仁术。医疗行业职业道德的缺失，已经成为当前社会的深层弊病。看病越来越难、越来越贵,表象所折射出的正是医疗行业职业道德的深层溃烂。正是基于这样的环境,汕头市某医院这名医护人员的微博才引发舆论哗然。

我们相信这样的医务人员并不是个案,只是她赤裸裸地表达出来了,并非每个医护人员都能够有南丁格尔的情操,但作为公共事业的组成部分,医疗行业透过这名医护人员微博上的冷漠话语,是该反思如何拯救医疗道德的时候了。此事之所以触怒公众,并不仅是公众对这名医护人员个体行为的批判,而是对整个医德环境心怀焦灼。

> “孩纸!你肿么勒!快醒醒啊!你还活着吗?孩纸!小孩子真是太2了!哈哈哈!笑死我了,居然会装死也!”“实习接近尾声啦!莫名的开心啊!在儿科实习太没挑战性了,2b孩纸完全不反抗的么,被贴了猪鼻纸还睡那么香”小考拉avi在微博中居然如此拿孩子开玩笑。一行充满侮辱戏谑的博文,配上两张单手捏持襁褓中的新生儿,使其任意牵拉着脖子的照片。
>
> 网友“小考拉avi”的这条微博一发,就遭到了网友们的集体声讨。尽管之后“小考拉avi”删除了微博中的相关照片,并对网友、家长进行了“道歉”。但是,资深医生仍表示,该行为严重损害了公众对医疗行业的信任度,并称“小考拉avi”在照片中的做法“会要了孩子的命”。

作为一名医务人员竟然违反新生儿护理操作规程和禁止携带手机进入病房的规定,擅自用手机拍摄新生儿照片并上传到相关微博,同时发布违反职业道德的言论,在社会上造成不良影响。这难道就是经过医学培训出来,即将上岗的医学生吗?

就当前医患矛盾纷呈的尴尬,以及医患互信失衡的现实语境来看,固然有医疗事故的纷争在里头,但更多的,恰恰就是如以上事件,以及伴随虐婴行为产生的诸多细节瑕疵和缺陷所造成的。换句话说,医护人员一个冰冷的眼神、一句不体恤的话语,不符合规范的行为、制度形同虚设的困窘,都可以让本就忐忑甚至心生绝望的患者及其家属,从此埋下不满,甚至产生“以恶制恶”的不良念头。当这种不满层层累积,一个简单的医疗失范行为,就可以成为压倒医患互信的“最后一根稻草”。

作为一名医务人员,要做到的不仅仅是不被病人投诉,而是从内心来关爱病人，深刻地理解他们的痛苦，想方设法地为他们医治。这不仅仅是因为这是自己的职业，不得不做，而是出自一名医生的大爱。病人需要的不只是治疗，还有一种人文关怀。不被投诉，或许能够暂时体现你的职业责任，但你的个人道德却是丧失的，而一个没有道德的医生，我们很难相信她会对病人的病情给予足够的关注。

可见，不被投诉并不代表你就做得好，就十全十美。很多患者其实是相当宽容的，碰上医生的白眼和冷遇，也以宽容之心对待，而且嫌投诉麻烦，并不愿意去投诉。这就会给一些医护人员甚至领导一种错觉，觉得这个医生不错，尽职敬业。而实际上呢，这个医生私心很重，只顾自己，不顾病人，就像前面例中提到的一样。所以，投不投诉不是一个好医生的标准，是不是从内心有对患者的真情，有敬业的精神，有全心全意为患者服务的心态，勇于担当，乐于奉献，才是真的标准。因而，不被投诉并不能证明你就是一个好医生，即使被投诉了，问心无愧，全心为患者，也并不会因此使你成为无良医生。

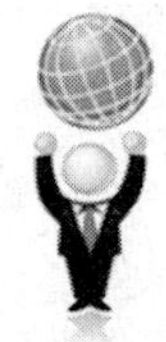

4. 掌握处理医患纠纷的技巧

医疗服务中难免会出现这样或那样的问题，这非常正常，正如常言说的“人无完人，事无完事”。医患之间在医疗服务过程中有异议是客观存在的，绝不能轻视这种异议，这种异议就是医疗纠纷或医疗投诉。

医患纠纷不仅是当前社会热门而沉重的话题，也是困扰医疗机构的难点问题。为有效解决医患纠纷，医疗卫生机构、司法部门及社会保险机构等部门都进行了积极的探索，总结出了很多处理方法。但从解决医患纠纷的实践看，通过行政调解、司法诉讼、社会保险等渠道只能解决一部分。有很多纠纷，作为患者一方，既不要求卫生行政部门处理，也不申请司法诉讼，而是一味地直接找医院领导、机关或相关科室医务人员主张权利，通过这种途径解决的医患纠纷，占有越来越多的比重。为妥善处理此类纠纷，通过实践，我们总结出了一些调解处理的技巧。

(1)态度好一点

患者有抱怨或投诉就是表现出患者对单位的技术及服务不满意，从心理上来说，他们会觉得单位亏待了他，欺骗了他，因此，如果在处理过程中态度不友好，会让他们心理感受及情绪很差，会恶化与患者之间关系。反之若服务人员态度诚恳，礼貌热情，会降低患者的抵触情绪。俗话说："怒者不打笑脸人。"态度谦和友好，会促使患者平复心绪，理智地与服务人员协商解决问题。

(2)耐心多一点

在实际处理中，要耐心地倾听患者的抱怨，不要轻易打断患者的叙述，还不要批评患者的不足，而是鼓励患者倾诉下去，让他们尽情宣泄心中的不满，当耐心地听完了患者的倾诉与抱怨后，当他们得到了发泄的满足之后，就能够比较自然地听得进服务人员的解释和道歉了。

(3)语言得体一点

患者对单位不满，在发泄不满的言语陈述中有可能会言语过激，如果服务人员与之针锋相对，势必恶化彼此关系，在解释问题过程中，措辞也十分注意，要合情合理，得体大方，不要一开口就说"你什么也不会！""你懂不懂最基本的医疗技巧"等等伤人自尊的语言，尽量用婉转的语言与患者沟通，即使是患者存在不合理的地方，也不要过于冲动，否则，只会使患者失望并很快离去。

(4)动作快一点

处理投诉和抱怨的动作快，一来可让患者感觉到尊重，二来表示单位解决问题的诚意，三来可以及时防止患者的负面影响对单位造成更大的伤害，四来可以将损失减至最少，如恶性事件、暴力事件等等，一般接到患者投诉或抱怨的信息，即向患者电话或传真等方式了解具体内容，然后在单位内部协商好处理方案，最好当天给患者答复。

(5)补偿少一点

患者抱怨或投诉，很大程度是因为他们做过本单位的手术后，他们身体和金钱利益受损,因此,患者抱怨或投诉之后,往往会希望得到补偿,这种补偿有可能是物质上的,如再次手术、现金等,也可能是精神上的,如道歉等,在补偿时,单位认为有必要进行补偿的,应该尽量补偿少一点,有时是物质及精神补偿同时进行,少一点的补偿金,患者得到额外的收获,他们会理解单位的诚意而对单位再建信心并进行宣传的。

(6)层次高一点

患者提出投诉和抱怨之后都希望自己和问题受到重视,往往处理这些问题的人员的层次会影响客户的期待解决问题的情绪。如果高层次的领导能够亲自到患者处处理或亲自给电话慰问,会化解许多患者的怨气和不满,比较易配合服务人员进行问题处理。因此处理投诉和抱怨时,如果条件许可,应尽可能提高处理问题的服务人员的级别,如本单位领导出面(或服务人员任职为某部门领导)或聘请知名人士协助等。

(7)办法多一点

很多医院处理患者投诉和抱怨的结果,就是给他们慰问、道歉或补偿,赠小礼品等等,其实解决问题的办法有许多种,除上所述手段外,可邀请患者参观成功手术或无此问题出现的患者,或邀请他们参加医院内部讨论会,或者给他们奖励等等。

此外,在处理患者投诉时,也要注意应用适当的方法。如尽量了解投诉问题发生的全过程,听不清楚的,要用委婉的语气进行详细询问,注意不要用攻击性言辞。了解完问题之后要征求患者的意见。与患者协商时要注意言辞表达清楚明确,尽可能听取患者的意见和观察其反应,抓住要点,妥善解决。

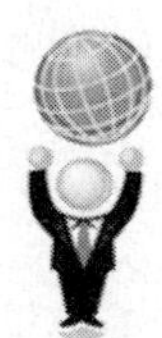

5. 如何做个机智的应变者

作为医护人员，每天与各种各样的病人打交道，病人们知识层次、性格特征、病情状况及对医护人员的态度各不相同，对医护人员提出的要求、问题和行为也会大不一样，特别是在病人对医院或是医护人员有意见或是心存怒火的时候，更会有一些非常的举动或是言辞，如何面对他们，更需要我们掌握一些技巧，灵活机智地应对他们，首先平息他们的不满，迅速为病人解决问题，才能更好地化解他们心中的疑问和怒气，增进医患之间的和谐和融洽。下面的这些技巧，不妨学习一下：

(1)让病人发泄。

某患者先后两次住院，在医院作X光检查3次，但影像学检查结果均不同.病人表示愤慨，要求主管医生给他一个说法。假如你是主管医生，如何处理？

面对投诉或抱怨，医务人员首先应该微笑并认真聆听，然后再进行解释、安抚工作。正在气头的病人，你自有等他发泄完了，才有可能听得进去你说的话，而沉默回避或者一味推卸责任、转移矛盾，只会是火上浇油令事态进一步恶化。

只有在患者发泄完后，他们才会听你要说的。不先了解患者的感觉就试图解决问题是难以奏效的。

(2)充分道歉，让病人知道你已了解他的问题。

护士给一病人挂针，多次穿刺，未能成功，病人大发雷霆，作为护士长如何处理？

充分地道歉，正是我们对病人反映的情况有所了解，并因为我们的服务缺陷、工作的不到位给病人带来不便而感到内疚。道歉，可以令病人感受到我们的诚意。如果过错不在我们，本着“以病人为中心”的服务理念，我们也应该向病人道歉。即便过错确实存在,只要未给病人带来严重的伤害,及时、有诚意的道歉仍能取得绝大多数病人的谅解。

这方面我们可以参考沃尔玛的经营信条:

第一条:顾客永远是对的。

第二条:如有疑问,请参照第一条。

(3)充分收集信息。

一病人因桡骨骨折,在骨科作钢板内固定术,3个月后,钢板出现断裂,病人不满,要求医院赔偿。作为首席医生如何处理?

光是道歉,表示诚意是不够的,病人希望看到的是我们解决问题的实际行动。我们聆听病人抱怨,了解钢板断裂相关信息,明确责任,并了解病人的信息背景,如职业、住址、联系方式等,因为有些问题还需要服务部的进一步跟踪处理。所谓"知己知彼,百战不殆",只有了解清楚了,才能更好地解决问题。

(4)给出一个解决方案,并征询他的意见。

某患儿因化脓性阑尾炎术后,切口感染,用烤灯照射后导致局部皮肤烫伤,经外科植皮处理后好转,家属要求赔偿因此引起的额外医疗费用。作为医务人员,该如何应对?

病人的投诉最终目的是想听到一个解决问题的方案。如果责任明确,且病人的要求亦在合理范围内,我们应该迅速作出反应。提出方案为病人解决问题,甚至予以相应的赔偿。在实际中,病人也许往往对我们的解决方案不满意,那么不妨问问他的意见,看看他到底需要如何的服务或补偿才能够平息心中的不满,尽我们最大的可能来满足他的要求。当然,如果责任并不明确,需进一步调查或者病人的要求超出医护人员的能力范围,可以上报,或可借助其他职能科室与患方沟通。特别是一些"无理"的或者难以达到的要求更不能轻易答应,否则对其他的病人也是不公平的。

(5)转移目标(补偿性关照)。

某痤疮患者,因药物保存不善导致药物溶解,来医院药房退换药物,遭到药房工作人员拒绝,该患者认为药房工作人员未交代清楚且态度太差而来投诉。

在聆听该患者倾诉后，判断出该患者因面部痤疮导致自信心不足，巧妙地将该患者投诉问题转移到痤疮治疗上来，并积极联系理疗科等相关科室。前来投诉的病人除了要解决问题，更多的是希望得到一种心理补偿。所以有的时候我们可以运用“补偿性”关照这种技巧，来满足病人的需求，这样可能会化解病人的抱怨。

(6)角色转换或替代。

某患者B超检查排队近两个小时，好不容易轮到检查了，检查医生以该患者膀胱充盈度不够为由要求该患者延后检查。该患者情绪非常激动，并予以投诉。

解释膀胱充盈理由，取得配合，让病人继续等待，直至膀胱充盈再作检查。处理投诉的首要原则就是要尊重病人的不满，这就需要我们换位思考，想病人所想，急病人所急，表示自己能理解病人的感受。

(7)转移场所。

某病人做一项检查，费用148元，病人给收费员是200元，收费员说找回52元钱，病人坚持说只找回2元，当场发生冲突。而作为收费处主管的你采取的第一步是什么？

病人在陈述投诉时，往往是一腔怒火，我们在聆听过程中要不断表示歉意，同时将病人引离发怒的场所，同时允诺将在最短时间内解决，平息病人怒火。如将病人带至办公室，倾听病人抱怨，判断原因，有针对性地进行及时处理。目的是避免冲突引起其他病人的起哄和不满，导致场面失控，事态扩大。待情绪稳定后调出监控录像等证据。

(8)真心真意拉近距离。

护士早上查房发现一患者家属在医生查房时仍躺在陪人椅上睡觉，护士没好气(因为催了好几次)说：“你还躺着，如果整个病房都像你这样，我们怎么工作!”病人家属对护士的态度表示不满。假如你作为处理该事件的当事人，如何去完美处理家属在查房期间仍躺在床上的类似事件？

同情病人家属，对其陪护辛苦表示理解，然后讲明医院有关规定，取得理解配合。医患交流容易出现的误区是对有礼貌、能规范行事的人表示热情，对于那些违反医院规定、不讲礼貌的则难做到以礼相待，往往以管理者自居，采取生硬语言对之，伤害别人的自尊，最易引发冲突。沟通的一个重要法则是，要想别人听从你，善意的劝告比生硬的指令往往更有效。

(9)给病人优越感。

一患者向护士长反映，某护士早上给病人量体温，未及时收回体温表，导致体温表打碎，护士让病人赔钱，病人表示不满。你作为护士长如何处理此事？

像这种情况，首先告诉病人以后测体温要注意使用安全、打碎体温表，接触水银对身体有害。从关心病人健康角度比发，顾及病人的内心感受.表明你很在乎他的感受，重视他的说法，使病人心理上产生一种被尊重的优越感，在这种状况下再处理事情可能就会事半功倍。

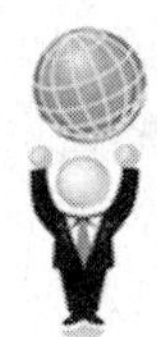

6．医院客户服务投诉处理

随着新医改的深入和医院业务的不断发展，群众对医疗服务需求日益丰富，他们希望医院在治病救人的同时，还要有良好的服务和高尚的医德，充分尊重患者的权益。然而，医务人员忙于业务的同时对患者的需求往往无暇顾及，医患矛盾和医疗隐患也随着业务量的增加而增加。近年来，公立医院虽然都在抓行风建设，然而具体工作多数是分别由不同的职能部门兼任，没有专门的机构和人员，工作较难落到实处，效率不高。

如何更为有效地持续改进医院的服务水平，满足患者不同层次的需求，化解医患矛盾，构建和谐医患关系，减少医疗纠纷的发生，同时建立医院诚信品牌，培养和引导医务人员优质、诚信服务的自觉意识。于是有很多的医院成立了客户服务中心，借此来解决那些难题。

客户服务中心目前有以下几个功能：为病人提供预检分诊、专科专家及各项检查预约、病史和化验单打印、轮椅租借、帮扶助老等便民措施；专门处理患者在就医流程中遇到的紧急事、疑难事、烦心事。需要帮助者拨打客服专线电话“66”，中心人员会在第一时间赶到，提供即时帮助、解决问题；协调并增进各服务部门、服务层面的沟通，有效减少病员的往返时间；客户服务中心人员在处理各项工作的过程中，负有对相关科室在对待该项服务的具体工作效率及病人对处理结果的满意度等方面进行客观的量化评分和考核的职能，以督促各科在诊疗护理过程中不断提高和加强服务质量。另外，为主动发现问题、解决问题，客户服务中心每日组织专人巡视，做好跨前服务，并有针对性地建立自我评价系统，即以门诊量10%的比例对门急诊就诊患者进行满意度测评，定时汇总、反馈和分析，对于存在服务缺陷的科室、部门则要求限期作出整改，并落实考核。

首先，明确分工、责任到人的原则。坚持谁主管、谁负责与部门分管相结合，对各类不稳定因素进行梳理，做到心中有数。对不稳定的事态提前介入，全面掌握情况，积极采取应对措施。同时，扎实做好单位职工的思想政治工作，不允许不闻不问、听之任之、推卸责任的现象发生。

其次，不怕担责，坚持逐级解决。按照从低到高的原则，逐级接待，不推诿、不怕承担责任和风险，下级能解决的尽量不推给上一级，下一级确实无法解决的，上一级应及时介入，以防矛盾激化。

再次，及时解决，坚持催办登记。接待来访时，确定专人详细记录投诉人的联系电话、地址和投诉请求等。对于能够当场协调解决的，及时给予协调解决；当场不能解决的，处理结果以书面形式或其他方式告知投诉人。对于应当依法通过医疗事故鉴定、行政诉讼等途径解决的，及时做好投诉人的解释、引导工作。

最后，贴心为民，坚持服务患者。对于来访患者，态度要和蔼，站在患者的角度思考问题，耐心听取患者的意见和呼声，最大限度地把矛盾和问题化解。把切实解决患者的困难和问题作为解决医患矛盾的具体举措之一，确保患者反映的问题件件有落实，事事有答复。而且，不管患者或者患者家属投诉的真正原因如何，作为医务人员，要认真接待，换位思考，理解他们的心情，多倾听而不急于辩解，让患者投诉有门，减少医患信息不对称的障碍，提高就医过程透明度。

如今医患纠纷已然成为一个令双方都头疼的事情，抓问题的主要矛盾来破解，则需要在深化医疗体制改革、加强医生收入分配制度科学化、明确相关法律法规、加强医疗行业自律、提高医生道德修养等方面上下工夫，着眼点应以医院方为主。但是，和谐医患关系，也不要忘记矛盾的次要方面，那就是如何加强社会宣传，让患者更加理解医生，以达到更好治疗疾病的效果。

事实上，患者不投诉，是因为他们不相信问题可以得到解决或者说觉得投诉不会有结果，而投诉的患者往往是忠诚度很高的客户。因此，有效地处理患者投诉，对医院来说很有意义，能为医院赢得患者的高忠诚度，有效地维护医院形象。我们知道，如果一家医院不能有效地处理投诉问题，病人就可能转向别的医院求医。实践中，有一些患者投诉并不是抱怨医疗行为或者服务的缺点，而只是向医院讲述对医院服务的一种期望，这样的投诉，会给医院提供一个发展的机遇。

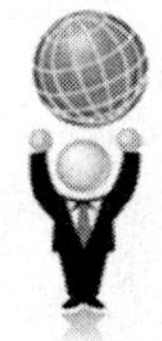

7．投诉的接待与受理技巧

很多医务人员不会处理投诉，因此常常引发出患者更大的不满，让结果与期望相违背。对于医务人员来说，投诉是一个难以避免的问题。所以，面对投诉最不应该的表现就是回避，而是接受，为了尽早地解决纠纷，缓和矛盾，接待此类投诉需要一定的技巧。

(1)真诚接待

来投诉的患者，在身体上处于非正常状态，在求医过程中再遇到困难，他们的内心是充满焦虑的，也可能因此对医务人员丧失信任感，蓄积已久的愤怒一触即发。接诉者通常会感觉投诉者的蛮横强硬，但与来势汹汹相反的是表象之下的脆弱。接诉者把握分寸进行坦诚交流，无须即刻对投诉问题进行争论辩解，只是以平等、平和的心态接待，通过言行、目光等一举一动传递真诚，与细微之处见真诚，从而建立初步的信任感。信任感建立起来后，再关注患者的问题。这就是先处理情感，后处理事件。

(2)耐心倾听

患者在就医现场投诉时，接诉者应该把投诉者从投诉现场引开，请投诉者到办公室坐下喝杯水，然后耐心地倾听患者抱怨，与投诉者保持眼光的接触，不要做出漠不关心的表情，避免与其发生争辩，先听其讲述，并适当地重复确认患者提出的问题，以示对其提出问题的重视。

(3)换位思考

投诉原因或是出于患者对治疗方案的不理解，或是患者对治疗抱有过高期望，或是患者对医疗服务的不满等，很多时候投诉并不存在定性的医疗差错事故，往往是医生疏于解释，言语不慎造成患者心理上的不平衡和伤害。接诉者应该站在患者的立场上将心比心地进行换位思考，诚心诚意地表示理解和同情，让患者感觉到你明白他的处境。因此，对所有的患者投诉，无论已经被证实，还是没被证实的，最重要的不是要先分清责任，而是要让患者觉得受到肯定，得到关怀。

(4)归口处理

根据发生投诉的人、地、事由，归口到相应的职能部门负责调查处理和跟踪改进。一般说来，医疗方面的投诉由医务部门处理，医德医风由医院管理科负责处理，收费方面的投诉由财务科管理。

(5)积极关注、立即反馈

患者投诉的处理必须付诸行动，不能单纯地同情和理解，要尽快解决问题。接诉者要具有严格的职业道德和操守，熟悉相关制度、政策，为患者提供一个以上的解决方案，向投诉者强调可以为他做什么，不要说做不到什么；如果问题不能立即得到解决，要告诉投诉者解决问题的步骤、解决的时间，向投诉者表示处理的诚意。

(6)表示感谢

要对投诉者表示感谢，感谢他为医院带来这个问题，这个问题将帮助医院改善工作中的不足之处。而不是漠视他们的问题，或者将他们的问题置之不理。

(7)记录在案

无论投诉大小,都应该将投诉记录在案,以便检查和总结经验。

只有采取了上述的种种方法,才会让病人看清医务人员的态度,从而淡化他们内心的怨恨和不平衡感。总之,接待和受理医疗投诉,要以患者的满意度的最大化为目标,在医患双赢中寻找一种平衡,选择一种医院自身的利益既不会受到太大的伤害,而患者又能最大限度地享受到公平待遇的方式,再通过适当的方式进行有效的处理,从而赢得患者的信赖。

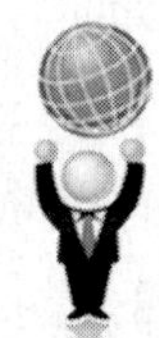

8. 鼓励病人投诉

很多人害怕被投诉,因为这就意味着其中含有矛盾和冲突,但是作为医务人员,则不应该害怕这一点,相反,应该鼓励病人投诉。只有知道了问题才能更好地解决,而医患之间的纠纷大多数是由于双方缺乏了解而导致的。再加上我国的病人投诉制度还不健全,不管是医生还是病人,双方对投诉都没有深入的了解。

一项调查显示,对心有不满时,患者多数时候选择忍气吞声。81%的患者甚至不知道的投诉地点和方法。为什么会这样?患者对投诉结果没有自信。49%的人以为投诉没有作用。实际上,对投诉的熟悉也确实有待进步。超过三分之一的医务职员居然不知道本院有投诉指引,而且他们以为,医患矛盾最重要的原因是患者无理取闹。

许多客服人员或接待投诉的人员把投诉当成一个“烫手山芋”,希望最好不要发生,如果发生了最好不要我接待,遇到纠纷尽可能躲避,或者有意离开医院去“开会”,或者尽可能推给其他部门处理,他们把投诉的患者当成敌人。

其实在所有不满意的患者中只有4%的患者会正式提出投诉，也就是说，每一位站在你面前的投诉者身后还站着24位不满意的患者，投诉者是自告奋勇地代表其他24名患者来向我们真实反映医院存在的问题。如果没有他们的存在，医务人员就不知道自己的服务是否存在问题，也不知道如何改进服务。因此投诉者应该得到医务人员的尊重和感谢，他们在帮助医务人员改进工作，他们才是医务人员真正的朋友。而医务人员也要真诚换位思考，为他们解决实际问题。

投诉不是一件坏事，而是病人送给医务人员的一份礼物。因此医务人员要变投诉为机遇，把病人投诉中反映出来的问题一一解决，医务人员的工作就会更上一个台阶。

黄先生陪妻子到医院复诊，开了三股中药回家，煲服最后一剂时才意识到不对头：不是说按原来的方子开吗，怎么比以前的多了一种注明“后下”的药？他心中一惊：医院捡错药了！当即拨打了医院的投诉电话。对这个号码他是耳熟能详了，因为前段时间妻子住院时，他每天往返医院，所经之路的显眼处，都可以看到这个投诉提示，想不到这时还真派上用场了。电话接通，接电人员耐心听完他的叙述后，当即请他带上药剂回医院核对。黄先生到医院后尽管已过下班时间，但工作人员仍耐心地陪他一道来到药房查询。药房工作人员迅即从电脑调出药方，与黄先生手持的药方进行比对，并由几名药剂专业人员把药剂一种种分开细细核对，并未发现有误。只不过有一种药是为了保证药效而按医嘱单独分装以便“后下”。之前吃的几剂是黄先生按方子自行在药店捡的，估计没有将这一成分分出，所以造成前后有别，引发误会。黄先生听完解释，不好意思地说，幸好及时“投诉”，否则夫妻俩可要担心坏了。

虽然病人的这次责任在于自身，但医院也没有将责任完全归咎于病人，而是在自身方面思考，是因为医务人员没有和病人把事情给交代清楚，才导致了病人的误解。在这个基础上，使得医务工作更加的完善。

“良药苦口，忠言逆耳。”患者投诉不是坏事，他们能够从不同的角度提醒医院哪些流程出了问题，哪些地方是薄弱环节，鞭策我们不断提高医疗水平和改善服务态度，是求之不得的宝贵信息。因此，对于病人的投诉，医院往往求之若渴、“小题大做”。患者投诉不是坏事，他们能够告诉医院哪些地方出了问题，哪些地方是薄弱环节。这些信息是买都买不来的，而现在病人将其免费送给我们，我们应该好好地感谢他们。

某医院因为发生了多起医患纠纷，导致医患矛盾加剧。后来经过商讨采取了“投诉首问负责制”，规定只要是医院的相关工作人员，遇到患者投诉，应立即核实病人投诉的内容，了解情况，对能立即解答的问题立即给予解答，不在所属范围的，应引领患者与相关部门联系给予现场解答，对一时不能解决的告知病人答复时间，并耐心做好解释工作。没想到的是，这个制度带来的效果是惊人的，一段时间过后，该院的医患关系明显得到了好转，投诉率还下降了50%。可见，病人投诉并不会激化医患关系，反而是改善医患关系的良药。

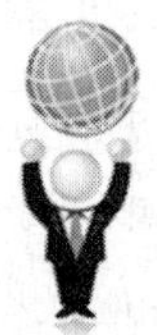

9. 协商并与患者达到共同理解

协商解决医疗纠纷是《医疗事故处理条例》处理医疗纠纷、医疗争议的三种解决方式之一，协商解决具有低成本，高效率、缓和医患矛盾等优点。医患双方协商解决作为解决医疗纠纷的首选途径，是有效的措施，也是一门艺术，医护人员应掌握其技巧，以维护双方合法权益。

(1)和平协商

在协商中，医患双方应本着尊重、理解、解决问题的态度，以事实为依据，在依法的基础上，坚持公正合理、适度可行、互谅互让的原则。

医患纠纷发生后，医患双方可通过协商的方式，达成和解协议，自行解决纠纷。这一途径比较常用，而且可以快捷、有效地化解矛盾，解决纠纷。协商解决的基础是双方自愿和意思表达一致，不失为医患双方共同选择的途径，它可以在医疗事故技术鉴定之前，也可以在医疗事故技术鉴定之后。在协商处理过程中，医疗机构必须坚持原则，实事求事，不能抱着息事宁人或花钱“买平安”的思想，而放弃原则，双方协商应遵守真实自愿、诚实信用、平等、公平、合法的原则。

(2)沉着冷静、不躲不避

一旦患者家属出现不满意，哪怕是抱怨的一句话，医生都应及时与其进行沟通，问清缘由，将患方的不满情绪、纠纷苗头消灭在萌芽状态。许多医疗纠纷是由病人一点一滴的不满累积起来的，等纠纷发生，再疏通就比较困难了。

医患沟通时，最好单独与病人家属在一个相对密闭的房间里进行，这样可以拉近与病家的距离。实践证实，在医院病房或走廊里当着不相干的人与患者家属进行沟通，大多数病人家属都碍于面子，增加了沟通的难度。

发生医患纠纷时，患者及其亲属往往情绪激动或有过激行为，此时，医护人员一方面切忌惊慌，要保持镇静的情绪和姿态；另一方面不要对患者及其亲属避而不见，避而不见易激化矛盾，刺激患方的情绪。一般来说，在患方情绪比较稳定时或双方能认真谈实质性问题时或医院有责任时，医护人员应采取积极接触的态度，以理、以情、以实际行动处理纠纷，有理有节、有情有义地帮助患者解决问题，满足患者合理要求。当患方情绪不稳，过激行为明显或升级时，应在安全保护措施下进行接触。

医疗纠纷不可能不出现，医学的每一次进步都伴随着巨大的纠纷风险，这是医学的一个特点。关键是医生怎样面对纠纷。有些医生尽量回避，有些当事人甚至躲起来，这样做根本无法平息纠纷，反而会让患方坚信你有过错，否则为什么会躲呢！

所以，医生要敢于面对病人及家属，把理由陈述清楚，但不能激惹患方，做到有礼、有据、有节、有情。双方坐下来，心平气和地进行沟通，到底医方有没有责任？患者不满意的地方是什么？如果医患双方争议的焦点不能协商解决，可以建议患方通过司法的途径解决。同时给患方“该我们负的责任全部承担”的承诺。

(3)尊重对方、取得信任

在处理医患纠纷过程中,要体谅患方的心情,耐心倾听其意见,以取得信任,可以说耐心倾听是解决医患纠纷最重要的一步。

在交谈中要尽可能让他们充分倾诉自己的意见和要求,理解、尊重对方,不计较患方的过激态度及谈话语气,更不急于辩论。要善于使用安慰、劝说等语言,听取并接受他们合理的建议,耐心做好解释工作。特别是双方意见相持不下或有分歧时,接待人员应采取换位思考的方法,站在他们的角度考虑、分析问题,使对方确信:医疗机构有诚意妥善处理医患纠纷。

(4)谨慎解释、科学引导

由于患者缺乏医学知识,对医学的高风险和未知领域没有充分认识,当诊治过程中,康复目标受挫,就会片面地联想、推论、断定。对此,要用充分的科学知识做谨慎的解释,不说过头的语言,不作无原则的承诺,特别是赔偿问题。对患方不能接受的客观事实要用简单、通俗易懂的医学知识给予说明。对患方不理智的行为要耐心加以制止,并告知处理医患纠纷的正确方法。

在此过程中,医护人员的语言得体、严谨是非常重要的。一是要使自己的语言力求准确。二是与患方谈话之前,要做充分的资料和谈话内容准备,特别是患方最关注、最敏感的问题。如事件发生的原因、院方有无过失、过失的性质及赔偿问题等。三是不断提高语言引导能力,即具有将事件引向合理、正确、方向的本领。四是必须熟悉各项法律法规、只有依法陈述才会有说服力。

在赔偿谈判时应注意以下两个方面。一是接待患方时,医院要相对固定人员,避免调换,非接待人员不能随意答复患方;医院和科室的意见必须充分讨论,达成一致,不能出现两种意见,以免拖延并干扰医患双方的协商处理。二是医院赔偿要有充分的法律法规依据和标准,在事实不清、缺乏法律依据的情况下不宜轻易答复赔偿。

(5)依法处理、合理维权

患方的身份广泛,成分复杂,知识水平不同,法律意识也不同,其中大多数投诉者能遵循法律程序,理智地与医疗机构协商解决有关问题。但谩骂、殴打医务人员、聚众闹事、打砸医院、抢夺病历、停尸闹事等现象时有发生。当遇到上述情况时，应保持冷静、克制，迅速报告当地公安部门和上级行政部门，在有安全保障的前提下，在上级卫生行政部门指导下，继续做好患方的工作，努力劝说患方只有按法律程序办事，才能妥善处理有关问题。对有严重过激行为的人，医院应按法律程序追究其法律责任。在处理此类事件时，医疗机构应当做好与上级行政主管部门、公安部门、患方所在单位的联系和沟通，请求支持和帮助，及时报告有关情况和动向，同时向患方讲明医患纠纷的处理程序和具体办法。

(6)正确应对媒体

新闻媒体有着其他部门不可取代的社会舆论导向和社会监督作用。当新闻媒体介入医患纠纷时，医院应主动与新闻界沟通，坦诚接受记者采访，主动向新闻单位讲明情况，阐明前因后果，观点立场，争取新闻界的理解，避免扩大不良影响。

对与事实有出入并产生负面影响的报道，医院无须怨声载道，更不可对抗，应采取积极沟通，主动上门，诚恳地向新闻界讲明事实情况及科学道理，帮助其了解纠纷的实质，以消除误解，更好地解决医患纠纷，并尽量挽回声誉。

对善意的批评报道和新闻媒体反馈的患者投诉，要认真调查，及时处理，并把处理结果反馈给新闻单位和患方。

加强自律，塑造形象，通过新闻媒体加大对医院的正面宣传，以进一步和社会沟通，得到社会各界的理解和支持，消除社会对医院认识上的偏见和误导。

要从根本上缓解医患矛盾，还是要改变他们的思想观念，还原医生“救死扶伤”的白衣天使形象。总之，不仅让医生理解病人，病人也要理解医生。只有双方都能彼此理解，达成共识，才能改变这种扭曲的关系。让医生放心救人，让病人安心治病。

要知道，医生绝对不会故意犯错！医疗过程是个很复杂的过程，中间有很多程序，每一道程序都是一项随时都可能致命的操作。医生给一名病人做手术时，他的感觉也是如履薄冰，注意力保持高度集中，神经始终处于紧绷状态。医生做手术时他也是害怕的，他害怕出错，因为一旦出错，赔掉的是病人宝贵的生命，自己的饭碗以及自己的良心。

大家可以想象一下，让你始终处在这样一个精神紧张的状态下工作，你认为这是一件容易的事吗？一台大型的手术可以达到十几个小时，手术期间，时间是非常宝贵的，时间浪费一点病人的生命就逝去一些，所以医生步入手术室时是身带成人尿不湿的，手术中期间不能吃饭，不能休息，始终处于站立半弓身状态。往往一台大型手术下来，医生的腿都肿了，很多老医生都有下肢静脉曲张。如果让你站立十几个小时，神经始终绷紧，手中一直进行着精细的操作，你觉得这容易吗？医生要不断充实自己的知识，所以医生要不断学习，所以你会经常看到一些很老的大夫坐在桌子前捧书阅读，医学专业不像其他专业一毕业了很多专业书本都可以丢弃，而是要保留一生，而且还要不断买新书，勤上网搜寻学习最新医疗知识，可谓真正的学无止境。

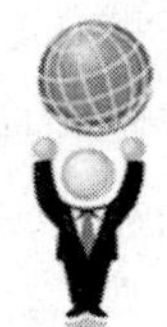

10. 及时解决医患纠纷，杜绝“医闹”

近几年来，由于医院在经营方面过分地强调其经济利益，同时由于药品和其他医用材料的价格虚高，致使百姓看病贵和看病难的呼声越来越高，再就是媒体的片面宣传、对医务人员和医院进行非公正的报道，使医院和医务人员的形象受到了前所未有的伤害，同时也使社会对医院和医务人员产生了诸多的误解甚至仇视，这无形之中加剧了医患之间的不和谐的关系，使医患之间互不信任，不信任就不能进行积极和有效的沟通，尤其是在医患之间信息严重不对称的情况下，不能积极有效的沟通，对于医方和患方都是十分的无益的，由于不能积极地沟通，一旦医生或护士在医护活动中，稍有偏差和不慎，即使对于患者的疾病无妨，也会成为医患纠纷的导火索，引发矛盾的冲突，或是原有的矛盾加剧，患方借此时机，对医方的失误无限上纲，大加指责，同时提出一些无理的要求，若达不到目的就采取一些非理性的行为，来达到自己的目的，“医闹”的产生就是如此。

实际上，医疗纠纷的百分之七八十与医疗行为和医疗技术是没有关系的，百分之二十是极少的一部分，可能存在误诊、误治、不负责任。但更多的仍是相互之间的沟通不够，这点是毋庸置疑的。

同时，因为医疗事故的鉴定周期过长，一般半年到一年半的时间，无论是医院还是患方，对于这漫长的鉴定时间，难熬的等待，都是令人难以忍受的。医疗纠纷，对于医患双方，都是一种心理上的巨大刺激和压力，是一种沉重的负担，如长时间的不能减负，势必会导致躯体与精神上的双重折磨。在这种情况下，患方往往不走采取医疗事故的鉴定这一途径，而愿意采取“医闹”的方式，以期能加快解决纠纷。其实，在医疗事故的鉴定中，鉴定周期过长是不争的事实，缩短鉴定周期时间，对于及时解决医患纠纷、减少“医闹”，不但必要，而且完全有可能做到。

“医闹”盛行，还有一个重要的原因就是，很多患者家属都不愿意诉诸法律，而更喜欢“以闹取胜”。只要病人死在医院，活着的人似乎就有了赚钱的机会。不管是谁的责任，医院都要花钱摆平。否则，家属就会和职业“医闹”联合起来，摆花圈、设灵堂、围医院、打医生，仿佛有天大的冤屈。一些地方官员也认为，患者闹事，肯定是有冤屈，医院是公家的，赔点钱就“和谐”了。然而，这种是非不辨、黑白颠倒的“和谐观”，既导致了国有资产白白流失，又助长了“医闹”的嚣张气焰，使其有恃无恐，越闹越大，越闹越欢。其实，很多“医闹”都是黑势力花钱雇来的，哭了半天还不知道谁死了。最后，医院迫于无奈，只好花钱买平安。于是，“医闹”和死者家属坐地分赃，各有所得。如此一来，“医闹”成了一个投资少、风险低、致富快的新职业，黑恶势力、趋之若鹜。正是这种解决医患纠纷的怪象——越闹就能补得越多，不闹反倒就不补或是少补——促成了“医闹”成风，越闹越凶。很多患者家属只要出现医疗事故，就一定要闹一闹，不闹就会觉得医院会亏待了他们，就没有公平，就不会透明，因而形成了“有事故就必有医闹”的怪圈。甚至使医闹成为了一种新型的“职业”。

2006年6月15日早上8点，昆明某医院刚开门，“医闹”们就有组织的来了：数百名男女抬着一位患者涌进医院，将患者放在导医台上后，向医院进行高达十余万元的索赔。在被医院拒绝后，患者家属居然将医院负责人的胸骨打断2根，砸坏医院设施。场景非常混乱。在院门口，患者家属还送来了4个大花圈，放在了医院的显眼位置，她的亲属还拉出了4条写有“谋财害命，还我妻子健康”等字样的横幅。此次“医闹”事件共持续了3天，医院实在无法忍受，只得赔偿了几万元，这群人才离去。

这几年医患纠纷多发，“医闹”更是肆无忌惮，有的根本不存在纠纷，也会演变成赤裸裸的医闹，弄得鸡犬不宁，社会不安，影响极坏。有一个网络上很出名的“医闹”案，基本上就是无数“医闹”案的一个典型代表：

一个与医生很熟悉的患者到街道卫生服务站就诊，说“肚子痛”，心电图没有做完突然发生心跳骤停（距进卫生服务站不到30分钟），随即进行心脏复苏、注射肾上腺素抢救、召唤120支援，抢救无效死亡，心电图证实为急性心肌梗死。该患者家属中有其他医院的医生、其他医院的副院长、法律工作者、企业干部、个体老板。

声称是患者家属的一个人召唤来数十人，殴打医务人员，围堵卫生服务站以致完全不能工作，在门诊大厅停尸搭建灵堂，以包括起作为医生、副院长、律师的家属，要求90万赔偿，拒绝尸体解剖、拒绝医学法医学鉴定、拒绝诉讼、拒绝当地调解、要求省政府来人才“谈”。提出这样的理由：卫生部服务站没有事先诊断出急性心肌梗死属于误诊、卫生服务站不应该接诊急性心肌梗死的病人、进行抢救的医务人员不是心脏专科专家、不该使用肾上腺素、病人没有病是被一针打死的、接诊的主治医师执业执照上没有在该卫生服务站“注册登记”，患者好好的死在医院，所以医院就该赔，患者家庭困难就是人道主义也该赔。对于90万没有法律依据的解释，说是因为有前例、温家宝总理一出面45万马上就变成90万，人性化，所以要90万。

卫生服务站解释说：心电图还没做完、不可能没有任何依据事先就诊断出急性心梗、更不存在所谓接诊心肌梗死病人的事实，心脏复苏抢救肾上腺素为唯一必须使用的药物、该药的目的是恢复心跳、120的专家也要求使用该药物，任何医务人员都有就地抢救心跳骤停患者的义务、不可能等大医院来心脏专家再抢救，卫生服务站毫无过错、拒绝赔偿，家庭困难和人道主义是社会问题因此医院不能承担。人性化，医务人员也是人，不能救死扶伤还贴巨款把医生不当人。

当地卫生局解释：根据《国务院关于发展城市社区卫生服务的指导意见》等国家政策，鼓励高级医务人员（含符合条件的退休医护人员）到城市卫生服务站工作、且只需备案而无须再注册登记，接诊医生已经备案，符合规定。

医疗纠纷人民调解中心意见：应先行尸体解剖、医学鉴定，或进行诉讼，家属中有医生、医院副院长、律师，更应依法依规处理纠纷。

市、区多个部门参加了调解，无效，带头闹事的声称不与衡阳市谈、只与省政府谈。

第三天警察以《治安处罚法》强行移尸到太平间，现场患者家属较为理性，几个带头闹事的威胁要闹到进行指挥的政府官员家中去、甚至要打死，试图拦截过往车辆以堵塞交通相威胁。次日，有关“维稳”的政府官员强行命令卫生服务站赔14万，“花钱买平安”。最终卫生服务站只能这样了结。

这其实就是一个典型的医闹事件，患者不幸、家属被挟持、医闹得逞、法律被亵渎、医务人员利益被侵害、政府威信扫地。

从案例中可以看出，这家卫生服务站可以说毫无过错，但最终却还是判赔14万。这样的案例其实是助长“医闹”的源头。要杜绝医闹，不仅要及时解决医患纠纷，更需防范这种要本不属于纠纷的“医闹”事件。如果卫生站无过错也要担责，那么，医闹无疑会永无休止。只有全面界定医患双方的责任，彻底理清医患双方的义务，严格按照法律规定来理智解决医患纠纷事件，严厉打击无理取闹行为，才能减少医闹，还一个清静有序的医患纠纷处理的环境。

正是出于对“医闹”行为后果的警惕，2012年4月30日，卫生部、公安部联合发出《关于维护医疗机构秩序的通告》，明确警方将依据《治安管理处罚法》，对医闹、号贩等扰乱医院正常秩序的七种行为予以处罚，乃至追究刑事责任。

但更需要我们注意的是，“医闹”并不是“无源之水”，往往与医患纠纷得不到妥善解决有关，同时又与日趋紧张的医患关系这一社会大环境密不可分。中华医院管理学会的调查显示，全国有73.33%的医院出现过病人及其家属用暴力殴打、威胁、辱骂医务人员——这样直观的数据固然足以反衬医闹现象的严重性和法办医闹的迫切性，但同样也折射出医患纠纷的居高不下。但对于医闹，单纯的“法办”和“禁止”并不能全面合理地杜绝。最关键的还是应当对于那些处在弱势的患者权利给予真正的保障，使弱势患者能真正维护自己的利益。因此，在对恶意“医闹”行为严格“法办”的同时，还应建立“患者权利诉求保障机制”，双管齐下。只有解决好医患之间的问题、纾缓医患关系，保障双方的合法利益，才是解决医闹的治本之道。

“医闹”之所以猖獗，也与患者维权渠道不畅、维权成本太高有关。打一个医疗官司，往往黑发人变成白发人，却未必能得到一纸公平的判决。因此，从长远来看，政府部门应开辟医疗纠纷处理的“绿色通道”，简化程序，提高效率，增强透明度和公信力，把患者的维权行动引入法制轨道，及时解决医患纠纷，最终让“医闹”无事可闹。

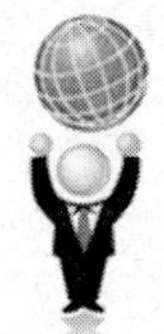

11. 互相体验，互相理解

医患关系紧张，还有一个重要的问题是医患双方都不能彼此理解。双方都觉得自己“屈”，因而才对对方产生了感情的漠化。然后才发生了医生冷漠给病人治病，病人投诉医生各种不好。这种由于双方缺乏了解的纠纷一时半会也说不清楚，一个行之有效的方法就是让这两者的角色互换，好让对方来体验自己的经历。这样才能更容易增进双方的了解，体会各自的不易，从而更能互相理解，互相包容，缓解医患紧张，减少医患纠纷。

星期一，某医生被医院指派到另一家医院去当“病人”。一大早到另一家大型综合性医院“看病”，结果发现每个挂号窗口门前都排起了长队，而且还先需要去办一张卡。看来是他来得太迟了。几百米长的队伍，绕挂号大厅一圈，把他逼到拐角。

初春的天气还十分寒冷，他感到一丝凉意。排在队伍里的他不敢跟病人搭讪，怕一开口就被识破了。但病人们的议论，声声入耳。

一位病人说，昨天早上起个大早，4 点半就来排队了，没想到还是没排上。

一位病人说，连续几天来排专家号，还在附近的小旅馆租房子住下，辛辛苦苦挤到窗口一问，还是没排上。

此时，号贩子穿梭在人流中，熟练地兜售着手中的“专家号”、热门诊室号，甚至毫不避讳地把自己的“商业机密”和盘托出：“我们有专人负责排队，现在排在队伍最前边。您把就医卡给我，到时我带着您顶上就行了。”

该医生所属的“专家号”，原本只要 14 元一个，但在号贩子手里，被炒到了 300 元甚至更高的价格。热门科室的号，一个起码 200 元。

他无奈地看着一些挂号心切的患者，乖乖地把手中的就医卡交给号贩子。那天他本来准备挂消化科，结果当天的号挂满了，没办法就换了一个呼吸内科。从他进医院到挂到号，足足花了接近两个多小时。然后就是漫长的候诊过程，等了接近四个小时，看病只有 5 分钟，然后医生给他开了照片、查血等几张化验单。他没有去交费，因为那又是一个漫长的等待过程，他就直接拿着化验单去找检查的地方，楼上、楼下、A 区、B 区，要找到这几个化验室还真是不容易，终于找到这里，结果等待他的又是一个长队。事后，该医生无限感慨地说，“真的很难想象，病人到医院来看一次病会花这么长的时间在排队、找地方上。难怪病人的情绪总不好了。”

因为医生长期待在医院从事医务工作，没有跳出这个圈子，根本无法体会看病究竟有多难，从而难以站在患者的角度去思考怎样为患者提供更好的服务，尽量去解决他们的看病难问题。通过这次难得的体会更能理解患者的困难，在其他医院体会到的困难，在自己的医院同样存在，但是医务人员对自己工作的环境太了解，对服务人员太熟悉，站在自己的立场很难看到自己工作中存在的不足，只有跳出来，才能发现问题。

事后，该医生在会议中将自己的切身感悟详细地说了出来，并提出一个大刀阔斧的改革：以后两个月一轮，科室里的主治医师不限号，病人随到随治。而且在诊疗单上写上具体的路线，在医院内各个路口都标是醒目的路线指示，墙上也挂上了各种病例的看病流程和各种路线图，极大地方便了病人，减少了排队现象。

后来他还自费印制了1000张“联谊卡”。他把联谊卡揣进白大褂的兜里，每诊治一个病人，就递上这张印有他手机号码的卡片。

“亲爱的朋友，我们因看病而相识，但我更愿意相信友谊。从即刻起，无论您（包括您的亲友）有任何骨关节问题，也无论您身在何处，均可提前一个工作日预约我的门诊，以免去您麻烦、漫长的排队挂号之苦。”

经过这样的改革过后，这家医院的投诉明显少了，医患关系明显改善，前来看病的人更多了，但排队的反而少了，医院的口碑提升了，效率同样也得到了极大的提升，有效地促进了医患的双赢。

同样，作为患者，不亲身体验一回做医生的感受，也不可能了解医生的辛苦，理解医生的难处。为了让患者更加了解医生的工作，北京市卫生局就曾征集100位市民体验“医院一日”活动。

2009年8月19日，《生命时报》7位记者和市民一起走进北京朝阳医院、地坛医院、佑安医院、首都儿科研究所、回龙观医院、口腔医院、北京急救中心等九家医疗机构，穿上白大褂当了一天大夫，体验了各科医生的真实工作状况，切身感受了他们的苦与累。

在人们想象中，医生应该是最会养生的人。但在不经意间，体验者们发现，他们的一整天就像张拉满弦的弓，吃饭、喝水，甚至如厕都极不规律。8月21日上午，在北京口腔医院儿科，到了中午12点半下班时间，大家已经觉得口渴劳累，腿也站得有些麻了。但快到退休年龄的石炜大夫又给两个外地患者加了号，她一上午连卫生间都没去一趟，面对哭闹的孩子，依然耐心十足。大家劝她喝口水休息一会儿，她笑着说："喝水了就要去洗手间，回来还得重新洗手消毒，太浪费时间。"

直到体验者们去吃午饭，诊室里的四名医生和两个护士还在忙碌着。有人大概算了一下，一名儿科牙医一天要在门诊工作9～11个小时，中间很少喝水，不去洗手间，吃饭飞快，同时，还要不停地讲话安慰孩子。不仅如此，医生们还担负着大量科研、教学工作。

虽然知道医生的工作需要"细中有细"，体验者们在北京地坛医院妇产科看到一份普通的入院病例后，还是大吃了一惊。这是一位只住了7天院、顺利产子、没有任何意外情况发生的产妇，但她的病历压实了，也足足有1厘米厚。其内容不仅包括产妇和胎儿的即时状况，还有医生的医嘱、医患的谈话内容及结果、各种检测结果等。妇产科主任刘敏说，其实大夫们的很多时间都用在了这份病例上，常常这边刚下了手术台，饭都顾不上吃，就要先完成它。

"经抢救无效后死亡"这八个字在以前只是一个简单的陈述句，而8月25日，体验者却在朝阳医院抢救室见证了这一过程。早上9:57分，正在挨个查看病人的梅雪听到患者的呼唤，大叫一声："快，呼吸机！！！"然而，抢救6分钟后，早已亮起红灯的生命指针已经成了一条笔直的横线，家属撕心裂肺的痛哭在嘈杂的抢救室直击心底。大家眼睁睁地看着一条生命在短短6分钟内从眼前消失，感受到的是残忍、无奈和心痛，而大夫们每天都要面对生死离别，心理能否承受呢？

早就听说做精神科医生风险很高，北京回龙观医院李京陆副主任医师的经历仍让体验者们揪心。2003年，一个患者在就诊时突然发病，手里挥舞着一把尖刀，逢人就扎，李大夫从后面一把抱住了他，没想到患者回身一刀扎中了他的右眼，导致右眼完全失明。体验者走进李京陆医生的诊室时，他正在给患者看病，由于视力不好，没看到患者丢下的就诊卡，被患者很不客气地吆喝着："把我的卡还给我。"他把卡默默地递给患者，低着头，不太愿意让别人看见他的眼睛。

很多患者总觉得医生冷漠、不耐烦。但体验者在体验时看到，友谊医院有位大夫在刚上班时还是满面春风，但快到晚上下班时，他已经没力气微笑了，面部的表情早成了“机械运动”。也难怪，身处菜市场一样嘈杂的门诊大楼，一天下来，体验者的心态都很难保持平静，更别说身体一直处于超负荷运转的大夫们了。体验者还发现，有的患者在门口等了很长时间，进了医生办公室，就没完没了地问车轱辘话，大夫跟他讲，也不认真听，总按照自己思路问，医生只能耐着性子解释。等到下一个患者进来了，还得将前面的话重复一遍。一天内，同样的话可能要重复几十甚至上百遍。

对此，钟南山院士曾说：“当医生态度不够好时，不能只简单地从医德考虑问题，还要考虑他们受环境因素困扰、心理障碍、体质下降等因素影响。假如患者了解了这些，也许就不会总是抱怨和指责医生了。”的确，在这些体验着深入地了解了医生的情况后，对医生的职业无不发自内心的尊敬，这群不善言辞的人一直在为患者默默地付出，虽然没有得到认可，反而还被很多人误解，但他们却一直毫无怨言。患者要理解医生不可能解决所有问题，不可能每个病人都能治愈，不能说病以后又复发了就怪罪医生；更要理解医生的辛苦和背负的压力，理解医生尽最大努力也可能会有失误；任何职业都会有失误，就如开车，虽然很小心，也可能会出车祸，误诊是每一位有良知的医生都不愿看到的事，尽量不要用暴力解决问题。

而医生也应该理解病人的焦虑痛苦，尽量别把自身情绪带到工作中去，态度好一点，心态平和一点，严格要求，尽自己所能帮助病人，这样会赢得大部分人的理解。

医患双方应该互相信任、互相理解，各自都能站在对方的角度来考虑问题，多一些体谅多一些宽容，少一些为难少一些苛责，医患关系自然会越来越趋于和谐。

附　录

医院服务文明用语

一、基本十字用语

请、您好、谢谢、对不起、再见

二、文明服务规范用语

1. 您好，请问你需要什么帮助？
2. 对不起，请您再说一遍好吗？
3. 对不起，你有零钱吗？
4. 对不起，请你稍等。
5. 请你把病历卡一起给我。
6. 请问你需要查询什么？
7. 请稍等，我马上给您看。
8. 对不起，请让这位急诊先看。
9. 请问您哪不舒服？
10. 别着急，您慢慢说。
11. 对不起，请排好队。
12. 请别忘了按时服药。
13. 我再与你核对一遍。
14. 在病房请不要抽烟。
15. 请您在病房不要用自用电器。
16. 请您配合病房管理。
17. 请放心，我们会尽力为您治疗的。
18. 你今天感觉好些了吗？
19. 对不起，您今天治疗费不够了，需要再交钱了。
20. 为了方便您的治疗，请您及早把钱交到收费处。

三 、服务忌语

1. 禁止使用个人忌讳的、无称呼的语句。

2. 禁止使用有损形象、名誉的语句。

3. 禁止使用刺激性、攻击性的语句。

4. 禁止使用语意不明、令人疑惑的语句。

四、仪表行为规范

1. 仪表端庄,举止文明。

2. 按工作岗位要求穿工作服上岗,着装整洁规范。

3. 佩戴工号牌上岗(工号牌必须挂在前胸左上方)。

4. 仪容修饰得体(不戴戒指、耳环、手镯,不浓妆艳抹)。

五、行为规范

1. 准时到岗,不提前离岗,不无故脱岗。

2. 接到急救指令,争分夺秒,参加急救。

3. 工作场所保持整齐清洁,窗明几净。

4. 上班不吃零食,不大声喧哗嬉笑,不玩电脑游戏,不打牌,不赌博,不干私活。

5. 礼貌待人,态度诚恳,一视同仁,平等待患。

6. 有问必答,有求必应,帮危扶危,方便病人。

7. 严以律己,宽以待人,团结协作,相互支持。

8. 遵纪守法,廉洁奉公,不谋私利,行为规范。

9. 作风严谨,慎言守密,克己忍让,风格高尚。

10. 钻研技术,精益求精,刻苦学习,开拓创新。

六、"八个不说"、"六个多"

不礼貌的话不说,不耐烦的话不说,
傲慢的话不说,责难的话不说,
讽刺的话不说,刁难的话不说,
泄气的话不说,庸俗的话不说。
多一声问候,多一句解释;
多一点同情,多一份关爱;
多一些笑容,多一声祝福。